スパイス&ハーブで、
心と体をセルフケア

KITCHEN PHARMACY

台所薬局

ハーバルアーユルヴェーダ
ブラフ弥生

主婦の友社

はじめに

13年間、『キッチンファーマシー〜台所から健康に〜』というワークショップを開催してきました。アーユルヴェーダのさまざまな教えを生徒さんに伝える講座の中でも、いちばん人気のあるシリーズです。

台所は、自分や家族の健康を守る場所——。そこには〝自分の体も心も自分でメンテナンスできる〟〝薬にならない植物はない〟といった、アーユルヴェーダの教えにあるエッセンスが詰まっています。

私自身、30代前半までは便秘と下痢を繰り返し、胃痛や頭痛は当たり前。いくつもの薬を持ち歩かないと不安なほどでした。けれどアーユルヴェーダと出合い、体や心のバランスを整える「台所薬局」の知恵を身につけてからは、気づけば薬を飲まなくてもすむように。あれほど日常的だった不調がなくなり、いまは20代の頃より体も心もずっと健康です。

スパイスやハーブをとり入れた心身の変化をアーユルヴェーダの視点からじっくりと味わうと、植物のエネルギーが体をめぐり、元気になるのを感じられます。自分の体質に合うもの、いまの自分に必要なもの・不要なものも見えてきて、生活全般までもが自然に整ってきます。

この楽しさを、もっと多くの人とシェアしたい——。そんな思いで始めた台所薬局のワークショップ。「病院に行くほどでもないけど、なんとなくの不調が続く」「年齢を重ねるとともに、ナチュラルなもので体と心を整えたい」と感じ始める世代の方が多く参加してくださっています。

実践する内容は、スパイスやハーブにふれて香って、実験室のように調合したり、すりつぶしたり、薬草をオイルに漬け込んだりとさまざま。

また、いまの自分の体や心を見きわめる方法を学びながら、合うものをブレンドして試したり、変化を観察したりもしています。

短い時間の講座ですが、そんな中でも多く目の当たりにしたのは、参加者の方々が「悪かった調子がすっきりしました」「どんよりしていた気分が回復しました」と、すぐにその場で元気になっていく様子です。

そのたびに、小さな実や葉などにギュッと凝縮された自然のパワーを五感で味わう時間は、現代に生きる私たちの心と体にこそ必要とされるものだと感じます。特に年齢を重ねるほどデリケートになり、ゆらぎやすくなった体や心にとって、ダイレクトに感じられる自然のエネルギーはまるで、包まれるような安心感を与えてくれるものなのです。

「難しそうなイメージのアーユルヴェーダを、自宅でも意外なほど気軽に実践できる」という声が多くあがるのも、台所薬局の魅力のひとつ。

スパイスやハーブを通して自分自身が整うと、人間関係や仕事など、さまざまなことがよい循環で回り始めます。ちょっとした不調や普段のケアとしても、ぜひ楽しみながら日々の生活にとり入れてみてください。

Contents

Chapter 1 ちょっとした不調のケア

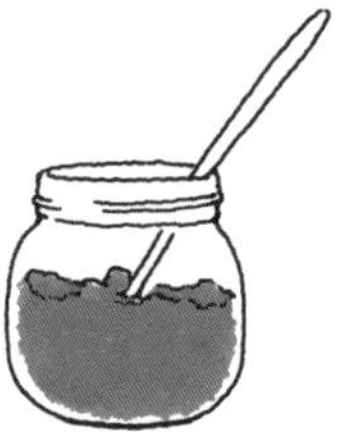

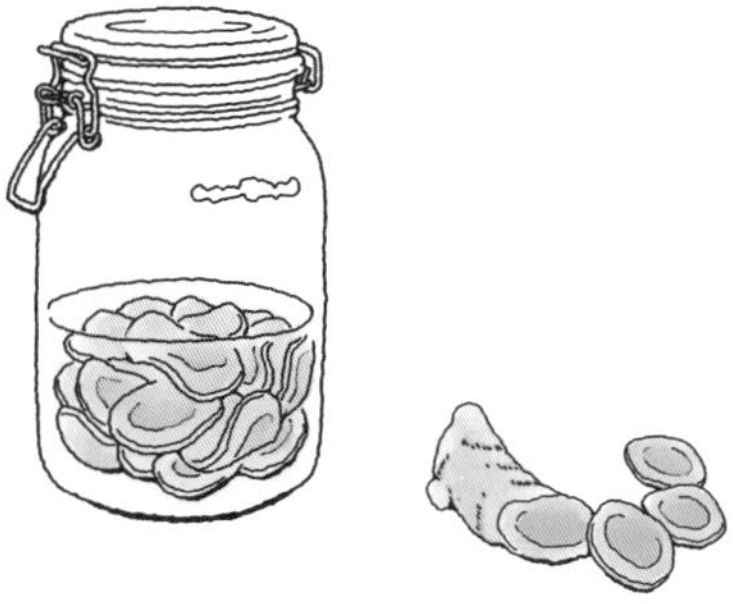

Chapter 2

ボディと肌、髪のお手入れ

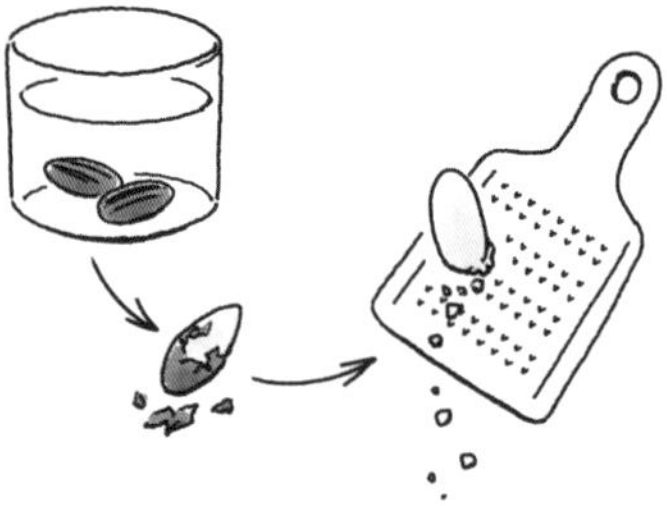

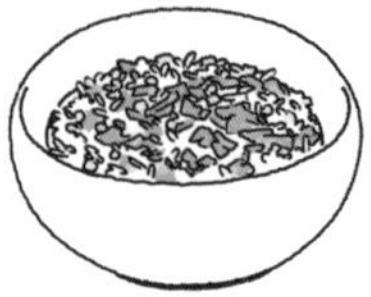

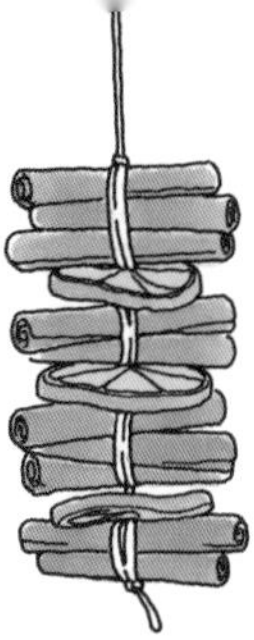

Chapter 3 心と環境をすこやかに

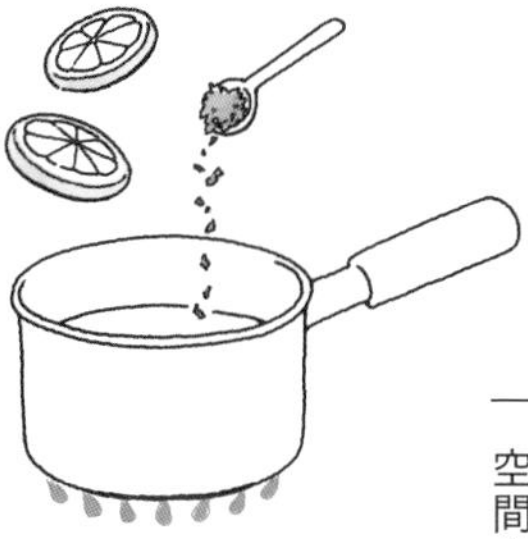

About Ayurveda

アーユルヴェーダの知恵をベースに台所をわが家の「薬局」に

アーユルヴェーダは、古代インドから生まれた世界三大伝統医学のひとつ。Ayus＝生命・寿命、Veda＝科学・真理といった語源から「生命の科学」とも訳され、現代のインドでも、内科や外科、小児科から精神科など、8つの主な分野で治療が行われています。

アーユルヴェーダの大きな特徴のひとつは、自分で不調を改善したり、予防したりするセルフケアの大切さを教えてくれること。人間の体と心、環境なども含めた自然界の法則を体系的な理論で説明し、その具体的な対処法をセットで示しているのです。

これを物語るのが、アーユルヴェーダの【台所薬局＝キッチンファーマシー】という考え方。「台所にあるもので心身の健康を守る」「薬にならない植物はない」という言葉があるように、体調に合わせた食材や調理法のほか、さまざまなスパイスやハーブ類が家庭料理や体や心のメンテナンスにも広く活用されています。

日々の暮らしにあるそんな自然のエネルギーを手軽にとり入れながら、自分らしく快適でいられる毎日を過ごしてみませんか？

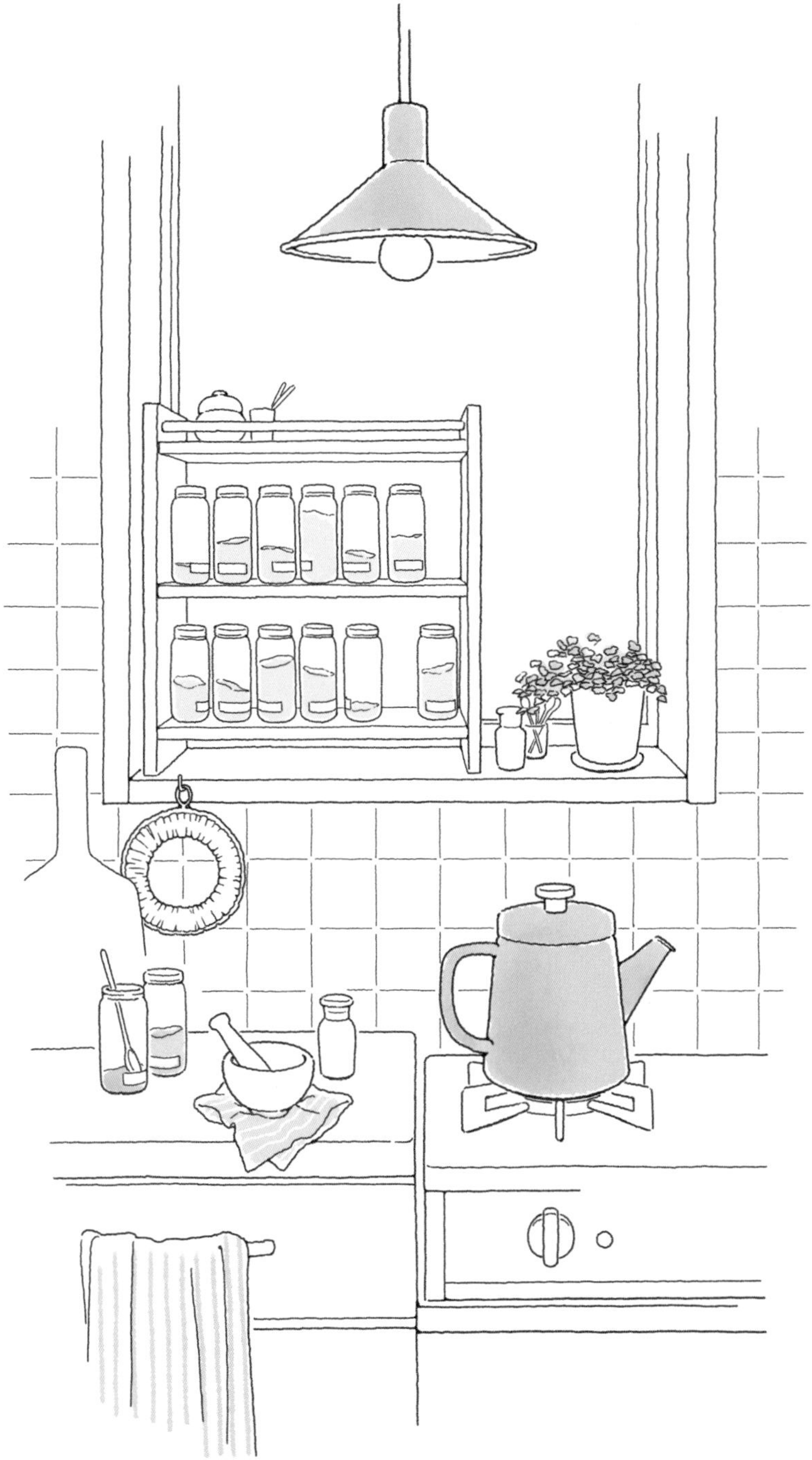

About Ayurveda

体と心の在り方を決めるエネルギー 3タイプの「ドーシャ」を知る

アーユルヴェーダでは、自然界すべての現象が「ドーシャ」と呼ばれる3つのエネルギーで成り立っていると考えます。そして人間の場合も、風の【ヴァータ】、火の【ピッタ】、水の【カパ】のうち、どのエネルギーが強く優勢かによって、その人の体質や性格が決定づけられています。

さらにドーシャのエネルギーは、季節や環境、暮らし方などによっても変動し、私たち人間のドーシャにも大きな影響を与えます。その人らしいドーシャのバランスが整っているときは、3つのドーシャが体内でスムーズに働いてベストなコンディションに。けれど、さまざまな要因によってドーシャのバランスがくずれると、体や心の調子までもがくずれてしまうのです。

アーユルヴェーダは自分らしい本質を大切に生かしながら、季節や自然のリズムに合わせた暮らし方を教えてくれます。いまの自分に向き合ってドーシャの状態を観察し、調整することが、本来あるべき健康で幸せな状態でいる秘訣なのです。次ページからは、そのために必要なポイントをお伝えしていきましょう。

アーユルヴェーダの「ドーシャ」とは

万物を構成する五大元素の組み合わせからなる3つの生命エネルギー。人間や自然界のすべてはドーシャのエネルギーが支配し、動かされていると考えられます。

カパ
水 のエネルギー
Kapha

ピッタ
火 のエネルギー
Pitta

ヴァータ
風 のエネルギー
Vata

地
水が下にたまることで、重さや質量を生み出す元素。

水
水の元素は、熱から温度差＝湿によって生まれる。

火
動きや摩擦で生じる、熱や火のエネルギーを持つ元素。

風
空間に振動が加わって生じる運動エネルギーの元素。

空
空間・スペースの元素。微細な振動によって生じる。

季節にも「ドーシャ」がある

ドーシャのバランスは季節でも変わり、生命の維持活動を1年のサイクルで繰り返します。日本で特有の梅雨の場合は、すべてのドーシャが優勢に働く時季に。

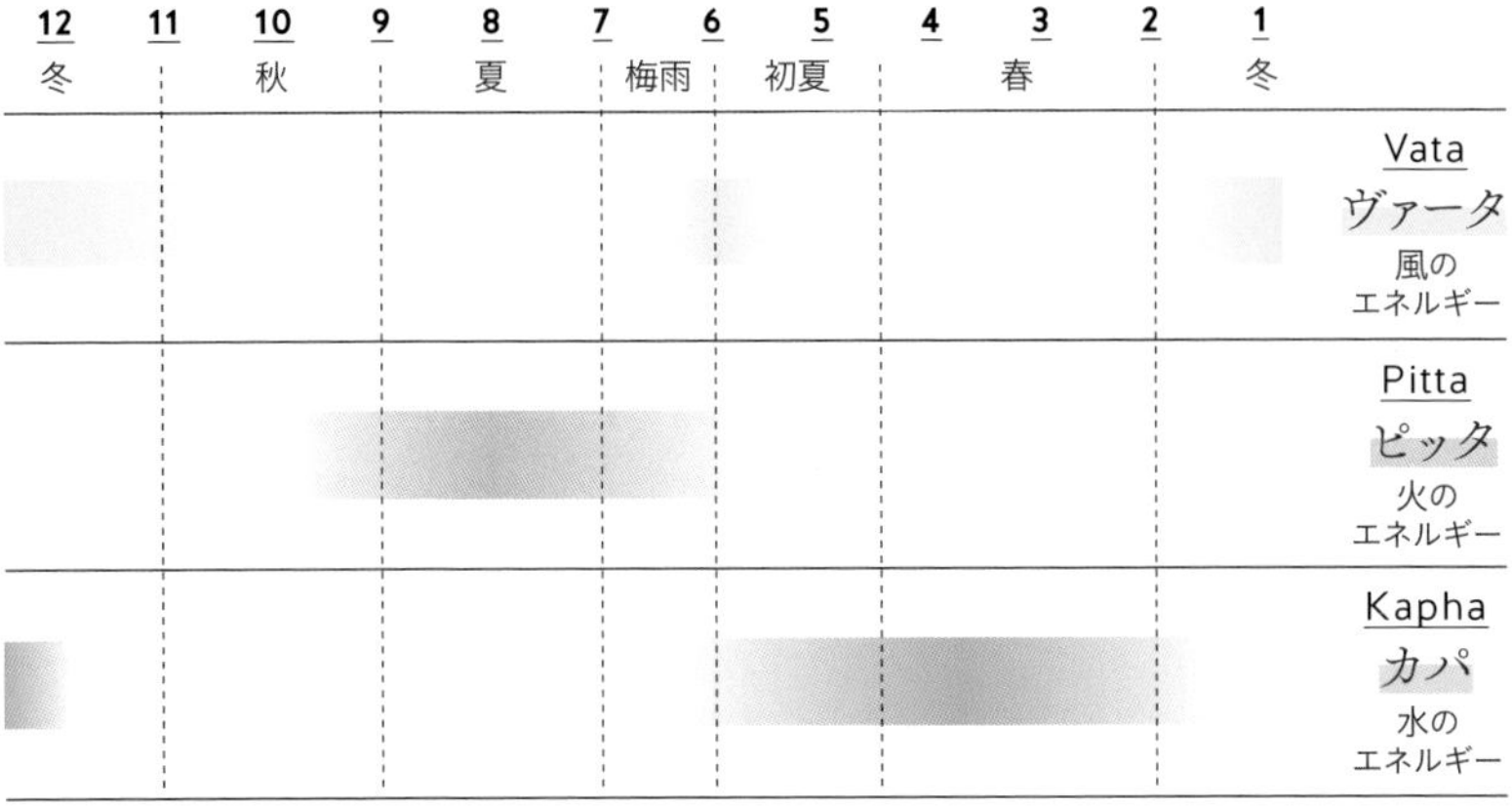

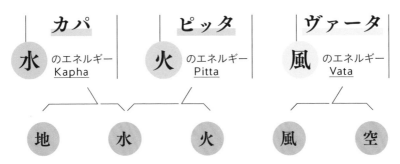

About Ayurveda

いまの自分と体質を見きわめて体と心を整える

その人の体質や性格を形づくる3つのドーシャ・バランスは生まれつきのもので、優勢なドーシャもひとつとは限らず、百人百様のバランスがあります。けれど本来のそのバランスが乱れることで、病気や不調を招くのです。

ドーシャにはもともと【似た性質が似た性質を増やす】という特徴があります。そして後天的な要因でひとつのドーシャが過剰になると、コップから水があふれるようにそのドーシャ特有の不調があらわれたり、その人らしい本質が失われたりします。

つまりアーユルヴェーダの特徴は、まず「どのドーシャが増えすぎているのか？」を見ていくこと。そして【ドーシャを増やす原因をとり除く】【逆の性質のものをとり入れる】ことで、乱れたバランスを整えます。たとえば、つい忙しく予定を詰め込んだりすると、軽さや動きなどの性質を持つヴァータが増えます。そんなときは意識してゆっくり過ごし、冷えや乾燥に対しては、温かくしっとりとしたものを食事や生活にとり入れること。いまの体や心の状態から、いまの自分に必要なものが見えてきます。

Vata ヴァータ 風のエネルギー

こんな特徴のある人はヴァータタイプ

体質

- □ 細身できゃしゃ、太りにくい
- □ 冷え性で手足が冷たい
- □ 乾燥肌。髪もパサつきがち
- □ 体力はないほう
- □ 便秘がちでガスがたまる
- □ 手足の静脈が浮き出ている

性質

- 動作が速く行動的
- 社交的で友人が多い
- おしゃべりで話がとびがち
- 覚えるのも忘れるのも速い
- クヨクヨしがちで決断できない
- 気分のアップダウンが大きい

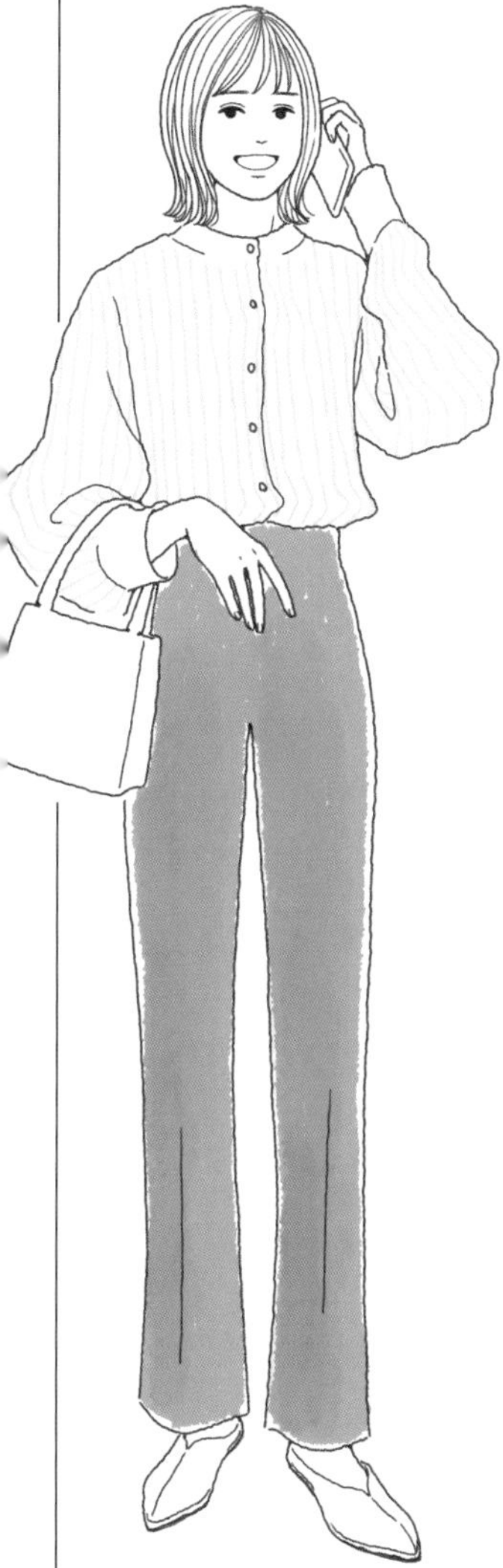

Vata Type

運動・運搬・伝達の作用を持つヴァータ。「軽さ」「動き」のエネルギーで場を浄化するような爽やかな雰囲気、フットワークの軽さも持ち味です。

ただし風のように不規則な変動性があるので、気が変わりやすく不安定にもなりがち。多忙で不規則な生活を避け、「冷え」「乾燥」を防ぐオイルケアや温かいお風呂につかるなど、日々の暮らしの中での〝余白〟を大切にしましょう。

ヴァータを増やす要因

- 不規則な生活
- ハードな仕事
- 環境の変化
- 寝不足
- 冷え
- 生理的欲求の抑制
- 継続的な心配事
- しゃべりすぎ
- 大きな音
- スマホの見すぎ

ヴァータが増えるとあらわれやすい不調

- 肌が乾燥してカサつく
- 髪の毛がパサつく・枝毛
- 手足が冷える
- 便秘・おなかにガスがたまる
- 肩こりや腰痛
- 生理痛・生理不順
- そわそわして落ち着かない
- イライラしやすい
- 慢性疲労
- 眠りが浅くなる

火のエネルギー ピッタ Pitta

こんな特徴のある人はピッタタイプ

≫体質

- □ 中肉中背で筋肉がほどよくある
- □ 暑がりで汗かき
- □ やや脂性で肌につやがある
- □ クセ毛や猫っ毛
- □ 胃痛や下痢になりやすい
- □ ニキビができやすい

≫性質

- 知的で論理的
- 情熱的なリーダータイプ
- 正義感が強い
- 努力家
- 神経質で完璧主義
- イライラしがち

Pitta Type

　火による「変換」の作用で体も心も熱く、勇気や大胆さ、チャレンジ精神が旺盛。思考や行動も論理的＆計画的で、リーダーにも向いています。その半面、完璧主義にも陥りがちなので、何事もほどほどを心がけることも大切です。

　体内では「消化」や「代謝」をつかさどり、バランスをくずすと肌や胃腸にトラブルが起こりがち。心や体の熱をとり、クールダウンを心がけて。

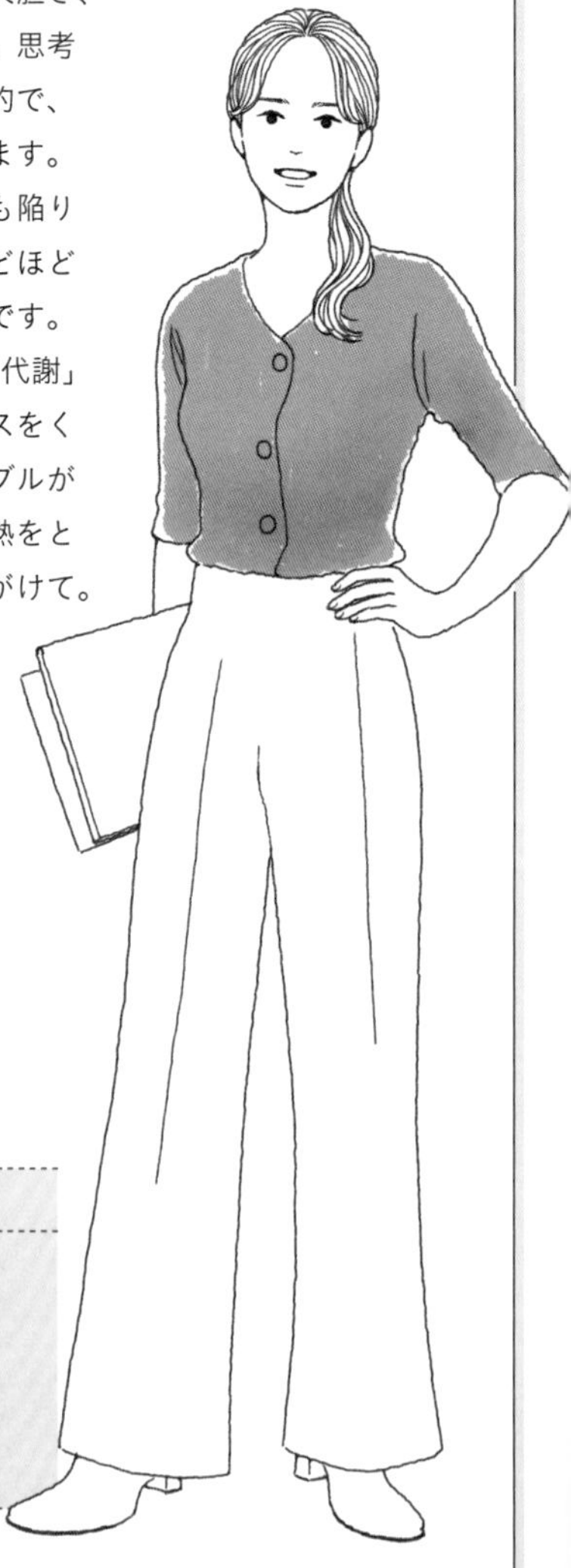

ピッタを増やす要因

- がんばりすぎ
- 無理しすぎ
- 神経質になる
- 完璧を求める
- あせり
- イラつき
- 体が熱くなりすぎる
- 過剰な日光浴
- けんか・討論
- アルコール

ピッタが増えるとあらわれやすい不調

- ≫ 怒りっぽくなる
- ≫ 理屈っぽくなる
- ≫ 批判的・攻撃的になる
- ≫ 胃が痛みやすい
- ≫ 軟便になる
- ≫ 目の疾患
- ≫ ニキビや吹き出物が出る
- ≫ 皮膚の赤み・赤い発疹が出る
- ≫ 口臭・体臭
- ≫ 若白髪

Kapha

カパ 水のエネルギー

こんな特徴のある人はカパタイプ

体質

- □ 骨格がしっかりしている
- □ 太りやすい
- □ 色白のもち肌
- □ 髪はしっとりつややか
- □ 体力や持久力がある
- □ 鼻水やたんが出やすい

性質

- 落ち着きがあり穏やか
- ゆったりと話す
- コツコツとり組む
- 内向的でインドア派
- 消極的になりがち
- 意外と頑固

Kapha Type

「結合」や「安定」の性質を持ち、穏やかで体力がある癒やし系タイプ。継続力がある一方でマンネリ化しやすく、またその「粘着性」により停滞感や怠惰、頑固さ、執着心なども生み出します。

冷たくて重たいエネルギーでもあるカパの乱れを整えるのが、辛みのあるスパイス。生活の中でも新しい刺激を加えたり、軽く体を動かしたりするのもぴったりの方法です。

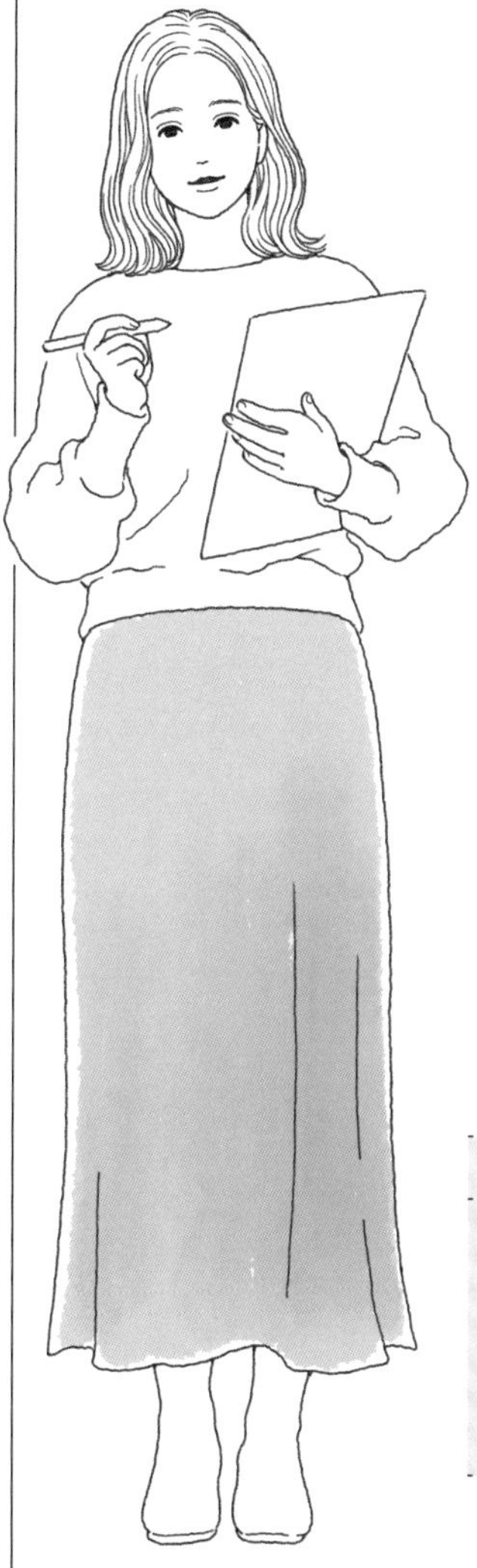

カパを増やす要因

- 執着する
- 固執する
- 昼寝や遅起き
- 寝すぎる
- 運動不足
- ダラダラ過ごす
- 過食
- 油ものや甘いものを食べすぎる
- マンネリ化

カパが増えるとあらわれやすい不調

- 体が重い
- だるい
- やる気が出ない
- ネガティブ思考になる
- 太りやすくなる
- 鼻水やたんが増える
- 鈍感になりやすい
- 頑固になる・執着心
- 内向的になる
- 髪がベトつく

About Ayurveda

「台所薬局」のスパイスとハーブで毎日の暮らしを快適に

心

身の調子を整えるのに役立つのが、まず体質や生活環境で増えやすいドーシャを知っておくこと。そのうえで、増えすぎたドーシャのバランスを整えるコツを知っておくと、体も心も、もっと楽に、快適に過ごせます。

そこでとり入れたいのが、自然のエネルギーにあふれるスパイスやハーブ類。アーユルヴェーダでは、どの食品がどのドーシャに影響するかを考えますが、スパイスやハーブはほんの少量でも料理に大きな変化をもたらすように、そのすぐれた働きで乱れたドーシャのバランスを上手に整えてくれるのです。

スパイスには漢方の生薬として使われるものも多く、そんな植物のパワーを感じながら変化を味わうことで、自然のエネルギーが体をめぐり、心まで元気になっていくのを感じられるはず。

「台所薬局」のうれしいところは、ちょっとした不調にも、家にある身近なものですぐ対応できること。心身がもっと快適で楽になる方法を知っておくと、気持ちが前向きに、暮らしもいい方向へと回っていく——。そんな効果を、ぜひ感じてみてください。

いまの体と心から ドーシャ・バランスの 乱れを判断する

ドーシャはライフステージや生活環境によっても変動します。いまの心身からバランスをくずした要因＝増えたドーシャを観察し、それを減らしていくのがポイントに。

生まれつきの体質や なりやすい不調の 傾向を知っておく

もともとの体質で優勢なドーシャは増えやすく、またあらわれやすい不調からも増えがちなドーシャがわかります。まずはそんな自分の傾向を知ることから始めてみて。

いまの自分に合う ものをとり入れて、 合わないものを 控えることで 心と体が整えられる

季節によって変わる ドーシャ・エネルギーに 合わせた過ごし方を

アーユルヴェーダには「リトゥチャリア（季節の行為）」という考えがあります。自然のサイクルで変わるドーシャに合わせた、季節のアイテムや暮らし方をとり入れて。

台所薬局に常備したいスパイス

あると重宝するアーユルヴェーダの基本的なスパイス類。
料理やスイーツ、ドリンクなどにも幅広く活用できます。

ドーシャへの作用の見方

↓	減らしてバランスをとる
↑	増やしてバランスを乱す
→	減らしも増やしもしない
—	すべてのバランスをとる

スパイス名	ドーシャへの作用		温性or冷性	こんなときに
カルダモン Cardamom	ヴァータ	↓	やや温	● 消化力の低下 ● 疲労感 ● 情緒不安定 ● 神経の疲れ ● 呼吸のしにくさ ● 風邪のひき始め・予防 ● リラックス
	ピッタ	→		
	カパ	↓		
クミン Cumin	ヴァータ	—	やや温	● 消化不良 ● 食欲の低下 ● 胃腸の疲れ ● せき ● 軟便 ● 鼻づまり ● 毒素排出
	ピッタ	—		
	カパ	—		
シナモン Cinnamon	ヴァータ	↓	温	● 冷えの予防 ● 風邪のひき始め・予防 ● 鼻づまり ● のどの不調 ● 呼吸がしにくい ● 毒素排出 ● 軟便 ● 消化力を整える
	ピッタ	↑		
	カパ	↓		
ジンジャー Ginger（ヴァータとピッタは生、カパはドライ）	ヴァータ	↓	温	● 消化力の低下 ● 風邪のひき始め・予防 ● 息切れ ● のどの痛み ● ねっとり便秘 ● 鈍い頭痛 ● 食欲の低下 ● 冷え
	ピッタ	↑		
	カパ	↓		
ターメリック Turmeric	ヴァータ	↓（過剰摂取で↑）	温	● 消化力を整える ● アルコールを飲む前に ● 軽いやけど・切り傷 ● 貧血 ● のどの痛み ● ガスによるおなかの張り
	ピッタ	→（過剰摂取で↑）		
	カパ	↓		
フェンネル Fennel	ヴァータ	—	やや冷	● 消化力の低下 ● おなかが張る ● 関節が動かしにくい ● 母乳の出をよくする ● 口臭 ● 風邪予防
	ピッタ	—		
	カパ	—		
ブラックペッパー Black Pepper	ヴァータ	↓	温	● 消力化の低下 ● 体重の増加 ● 鼻づまり ● 冷え ● 毒素排出 ● 発汗を促す ● 鼻水 ● たん
	ピッタ	↑		
	カパ	↓		

体質や季節によってプラスで常備したいスパイス&ハーブ

乱れやすいドーシャを整えたいときはタイプ別の以下がおすすめ。
いまの季節や体調に合わせてとり入れましょう。

	スパイス名	ドーシャへの作用	温性or冷性	こんなときに
ヴァータ体質や秋冬に	アジョワン Ajowan	ヴァータ ↓ ピッタ ↑ カパ ↓	温	● 風邪のひき始め ● のどや鼻の不調 ● 消化力の低下 ● 軟便
ヴァータ体質や秋冬に	カモミール Chamomile	ヴァータ →（過剰摂取で↑） ピッタ ↓ カパ ↓	冷	● 不安感が強い ● 緊張が続いている ● 口内炎 ● 睡眠の質の低下
ヴァータ体質や秋冬に	ホーリーバジル （トゥルシー） Holy Basil	ヴァータ ↓ ピッタ →（過剰摂取で↑） カパ ↓	温	● ストレス過多 ● 疲労の蓄積 ● のどや鼻の不調 ● アンチエイジング
ピッタ体質や夏に	コリアンダー Coriander	ヴァータ — ピッタ — カパ —	冷	● 灼熱感 ● 赤い湿疹 ● 胃の痛み ● 排尿を促す
ピッタ体質や夏に	ミント Mint	ヴァータ →（過剰摂取で↑） ピッタ ↓ カパ ↓	冷	● 消化力の低下 ● 食欲不振 ● 鼻づまり ● 吐き気っぽさ
ピッタ体質や夏に	ローズ Rose	ヴァータ — ピッタ — カパ —（過剰摂取で↑）	冷	● 肌荒れ ● ほてり ● 灼熱感 ● 気分の落ち込み
カパ体質や春・梅雨に	ネトル Nettle	ヴァータ →（過剰摂取で↑） ピッタ ↓ カパ ↓	冷	● 花粉症 ● 肌荒れ ● 貧血ぎみ ● デトックス
カパ体質や春・梅雨に	ローズマリー Rosemary	ヴァータ ↓ ピッタ ↑ カパ ↓	温	● 集中力の低下 ● 冷え性 ● 血行不良 ● 食欲不振
カパ体質や春・梅雨に	ロングペッパー Long Pepper	ヴァータ ↓ ピッタ ↑ カパ ↓	温	● 体重増加 ● 冷えの改善 ● 毒素排出 ● 発汗を促す

台所薬局にあると助かる スパイス

アーユルヴェーダを代表するスパイス&ハーブはほかにもいろいろ。
その効果を日々の暮らしにぜひとり入れてみて。

スパイス名	ドーシャへの作用	温性or冷性	こんなときに
アムラ Amla	ヴァータ ↓ ピッタ ↓ カパ ↓ (過剰摂取で↑)	冷	● アンチエイジング ● 目の疲れ ● 頭皮の健康 ● 美肌
アロエベラ Aloe Vera	ヴァータ — ピッタ — カパ —	冷	● 便秘 ● アンチエイジング ● 生理不順 ● 更年期の不調
クローブ Clove	ヴァータ ↓ ピッタ ↑ カパ ↓	温	● せき ● のどの痛み ● 消化不良 ● 胃の痛み ● 歯の痛み
ゴツコラ Gotu Kola	ヴァータ — ピッタ — カパ —	冷	● 緊張が続いているとき ● デトックス ● 若返り ● 記憶力の向上
サフラン Saffron	ヴァータ — ピッタ — カパ —	やや温	● 生理不順 ● 貧血 ● 更年期の不調 ● ホルモンバランスの乱れによるイライラ ● 神経の緊張
シャタバリ Shatavari	ヴァータ ↓ ピッタ ↓ カパ → (過剰摂取で↑)	冷	● アンチエイジング ● 胃腸の働きを整える ● 更年期の不調 ● 体力を消耗したとき

スパイス名	ドーシャへの作用	温性or冷性	こんなときに
ナツメグ Nutmeg	ヴァータ ↓ ピッタ ↑ カパ ↓	温	● 消化力の低下 ● 睡眠の質の低下 ● 情緒不安定 ● 忙しさによる神経の緊張
ニーム Neem	ヴァータ ↑ ピッタ ↓ カパ ↓	冷	● 虫よけ ● かゆみなどの肌トラブル ● ニキビ ● デトックス
ヒング Hing	ヴァータ ↓ ピッタ ↑ カパ ↓	温	● おなかにたまったガスの排出 ● 豆やいもの食後にたまりやすいガスの発生を抑える ● 消化促進 ● 便秘
マスタードシード Mustard Seed	ヴァータ ↓ ピッタ ↑ カパ ↓	温	● 消化を促す ● 血液循環促進 ● 駆風作用 ● むくみの緩和
リコリス Licorice	ヴァータ ↓ ピッタ ↓ カパ ↑	冷	● のどの不調 ● 肌のかゆみ ● アンチエイジング ● 体力を消耗したとき

台所薬局に置きたい オイル&甘味料

食用だけでなく、外からのケアにも大活躍のオイルや
生はちみつ。台所薬局には欠かせないアイテムです。

オイル

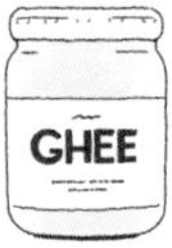

ギー

アーユルヴェーダで最もすぐれた油とされる精製バターのこと。食用のほか肌や目などの外用にも使われ、体力や精神力、免疫力などを高めます。ピッタとヴァータを鎮静しますが、とりすぎはカパを増やすためご注意を。

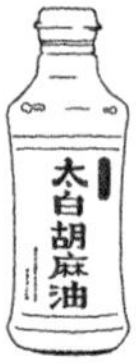

セサミオイル

無色透明の太白ごま油を使用。日本人に多い冷えて乾燥しやすいヴァータ体質にはオイルマッサージが特にぴったりです。温性で皮膚からすばやく吸収されるため、肌や髪の保湿ケアのほか、オイルうがいなどにも大活躍。

甘味料

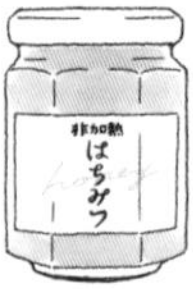

生はちみつ

消化に負担がかからずエネルギー源となる生はちみつ。アーユルヴェーダでは、非加熱の生はちみつを使うのが基本です。加熱すると毒素をためる作用があるとされ、熱い料理や飲み物には加えません。

セサミオイルのキュアリング法

セサミオイル（太白ごま油）は「キュアリング」という加熱処理をしてから使うのが基本。抗酸化力がより強くなり、浸透力もアップします。温度計を用意し、鍋にごま油を入れて80℃まで加熱。火を止めても90℃くらいまで上がりますが、そのまま温度が下がるまで待って。マッサージの場合は、湯せんで温めて使うのがおすすめ。

体質や季節によってプラスで使いたい オイル&甘味料

それぞれが異なる性質を持つため自分の体質に合わせて、
また、そのときどきの体調や季節で使い分けると◎。

カパ体質や春・梅雨に

|オイル|

マスタードオイル

|甘味料|

生はちみつ

重くて冷えやすいカパ対策には、ピリッと刺激があって温め効果の高いオイルがおすすめ。甘味はカパを増やしますが、例外として生はちみつはＯＫです。

ピッタ体質や夏に

|オイル|

ココナッツオイル

|甘味料|

きび糖、メープルシロップ
ココナッツシュガー

おすすめは、余分な熱をとり除いてクールダウンするココナッツオイル。甘味はピッタを鎮静しますが、オイルとともにさらっとした質のものを選んで。

ヴァータ体質や秋冬に

|オイル|

ナッツ系のオイル

|甘味料|

黒糖、てんさい糖
デーツシロップ

冷えや乾燥を落ち着かせる、こっくりした質と感触のものがおすすめ。ヴァータの鎮静効果がある甘味も、濃厚でミネラルも豊富なタイプが向いています。

台所薬局にほしいツール

実験室みたいな気分で楽しみながら作れる、こんな
ツールがあると便利。モチベーションもぐんと高まります。

スパイスやハーブを保存するときは

湿気を防ぐため、密閉できる袋やびんで保存しましょう。目につく場所に置くと気軽に使えるので、キッチンにかわいく並べるのもおすすめです。ふたの裏に乾燥剤を貼りつけるアイデアも◎。日光や熱、蒸気が当たるような場所は避けて、量が多い場合は冷凍保存もＯＫです。

☑ **ガラスびん**
☑ **スプレーボトル**

ハーブやスパイスを漬け込むときは、空きびんも活用して。煮沸消毒して使うのが基本です。そのためスプレーボトルも、ガラス素材が洗いやすくおすすめ。

☑ **薬さじ**

耳かきみたいに小さな薬さじ。スパイスをちょこっと使いたいとき、あればとても重宝します。

☑ **乳鉢・すり鉢**
☑ **電動ミル**

スパイスはホールのほうが長もちし、つぶして使うと香りがさらに高まります。道具があればブレンドもしやすく、細かい粉末にできる電動ミルもあると便利。

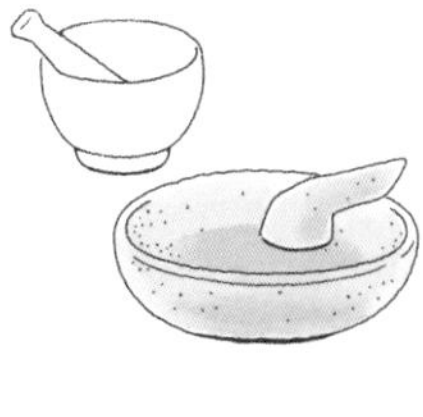

ATTENTION!

注意事項

スパイス＆ハーブは少量からとり入れる

ほんの少量で料理の味も変わるほど、成分が凝縮されているのがスパイスやハーブ類。特に初めて使うものは、まず少量から試して自分に合うか様子を見ましょう。また、どんなに体にいいものでも過剰摂取は負担になりやすく、一度にとりすぎないように注意。

スキンケアで初めて使うものは最初にパッチテストを行って

肌につけるものが合わない場合や、皮膚が過敏になっているときは、刺激やアレルギーでトラブルが起きてしまう可能性も。特に初めて使うものは腕の内側など皮膚の薄い場所につけてしばらくおき、問題がないか確認を。

病中・病後、妊娠・授乳中のスパイス＆ハーブの使用はまず医師や薬剤師に相談を

スパイスやハーブの有効成分は一般の食品に比べて強い作用を持つものも。特に妊娠中や授乳中、服薬中の人は、かかりつけの医師や薬剤師などに相談してから使いましょう。

体調が悪いとき、不調が改善しないときは医療機関へ

本書でご紹介する方法は、植物の効果効能や不調の改善を保証するものではありません。セルフケアとして自己責任でご使用のうえ、体調が改善しない、また不調が続くときは医療機関の受診をおすすめします。

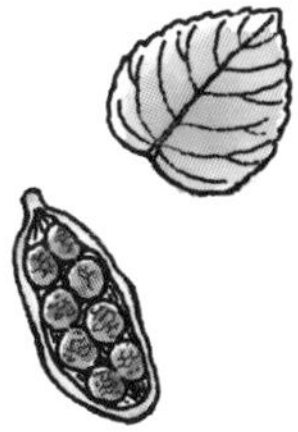

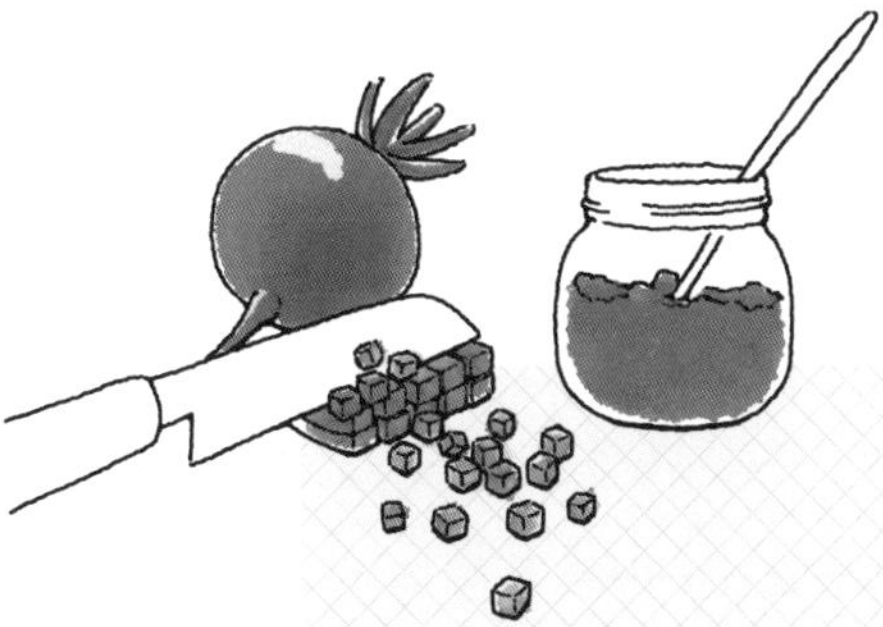

ちょっとした不調のケア

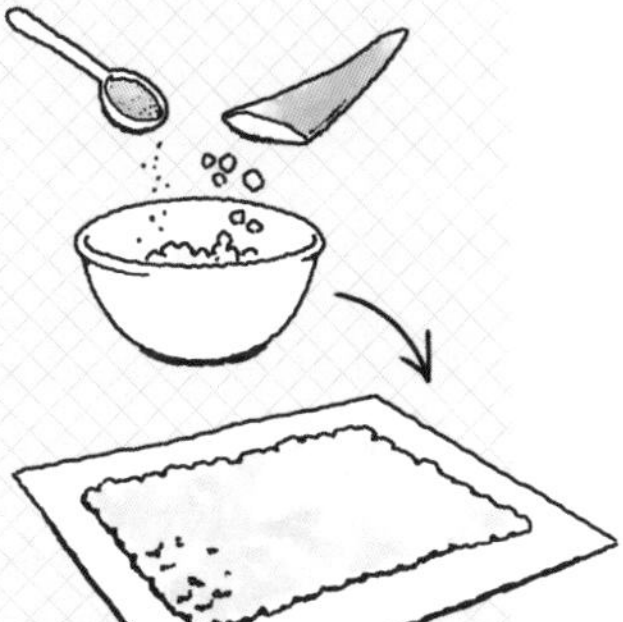

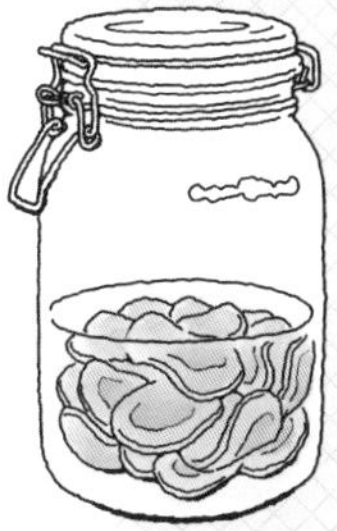

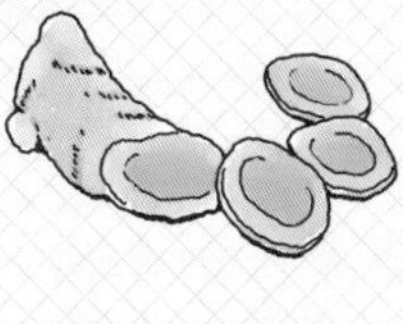

Chapter 1

ちょっとの不調も早めのケアでトラブルや病気を未然に防ぐ

台所薬局が得意とするのは、病院に行くほどでもないけどつらい、ちょっとした不調のケア。アーユルヴェーダでは病気に至るまでを、①蓄積（ドーシャが増え始める）、②増悪（さらに増える）、③拡散（体に広がる）、④局在化（弱い部分にたまって定着する）、⑤発症（病気の初期症状）、⑥慢性化、という6つの段階に分けて考えます。

①の段階は、だるさなど「なんとなく違和感がある」状態。②ではその違和感に気づかない、放っておくなどでそのドーシャがますます増えて不調を感じ始め、③では体に広がって、不眠や肌荒れなどの具体的なトラブルが増えてきます。

台所薬局のセルフケアが効果を発揮しやすいのは、この①〜③まで。段階が進むほど健康な状態に戻すのは大変で時間がかかり、早いほど簡単です。①では体の知性が働き、たとえば疲れたときにヴァータを鎮静する甘いものを食べたくなるなどで、増えたドーシャを戻すことを体が教えてくれます。

ただしドーシャには、増えるとその性質をさらに増やそうとするやっかいな特徴が。たとえばイライラしてピッタが増え、辛いものを無性に食べたくなるのは、ピッタをもっと増やそうとする行動です。そんなときに欲望のまま動くとさらに調子をくずす原因になるので、まずはいまの心身と向き合って観察し、増えすぎたドーシャを減らし、バランスを整えることが大切です。

目や鼻、睡眠の不調などはつい放置しがちですが、生活の質にも深くかかわるもの。日頃のケアで、早めの対策を心がけて。

1

頭痛ケア

頭痛の原因や症状は、ドーシャの乱れ方それぞれで対処法も異なるもの。まずは左ページのチェックで頭痛のタイプを観察することから始めましょう。原因がひとつでない場合もあるため、冷やして楽になるのか（＝ピッタ性）、温めるといいのか（＝ヴァータ性・カパ性）を最初のチェックに。場所や時間帯などの環境、最近の体調や生活状況で、乱れたドーシャを見きわめることもポイントになります。予防策としては痛み全般にかかわるヴァータのケアを中心に、不規則で忙しい生活リズムの改善から始めてみて。

ヴァータ性の頭痛

冷えや動きすぎたとき、不安や緊張、寝不足や疲労がたまったとき、気候の変動などでも起こりがち。デジタル機器はなるべく遠ざけて呼吸を整え、まずは規則正しく暮らす、ゆっくり休む、体を温めるなどを意識して。

- □ こめかみから後頭部にかけて特に痛みが強い
- □ 肩や首もつらい
- □ 夕方になると痛みが出る
- □ 温めると楽になる
- □ 耳に違和感がある
- □ めまいを伴うことがある
- □ 手足が冷えている
- □ パソコンやスマホを長時間見る
- □ 移動中や移動後によく痛む

ピッタ性の頭痛

暑さ、こもった熱、日中の強い日差し、目の酷使、集中しすぎや頑張りすぎなどで起こりやすく、消化不良や胸やけを伴う場合も。ピッタの増悪時には過剰な熱を取ることが重要で、温めると逆効果になるので注意。

- □ 目の奥のほうや頭の前のほうに熱さを感じる
- □ キリキリした痛みがある
- □ 冷やすと楽になる
- □ 腹痛を伴うことがある
- □ 吐き気を伴うことがある
- □ 手足が熱い感じがする
- □ のどの渇きが強い
- □ 軟便や下痢もある

カパ性の頭痛

冷えや怠惰、食べすぎ＆寝すぎ、便秘、鼻づまり、寝起き後などでも起きやすいタイプ。食事を減らす、プチ断食などで心身を軽くするほか、軽い運動や温め効果の高いマッサージで熱と軽さを与え、体液の滞りを促すのが◎。

- □ 重たい痛み
- □ 頭にこわばりを感じる
- □ 寝すぎたとき、長時間動かなかったときに痛む
- □ 鼻がよくつまる
- □ 眠気が強い
- □ 便秘（ぎみ）が続いている
- □ おなかまわりが冷えている
- □ むくみがある
- □ 食欲がない

ヴァータ性の頭痛対策

ボディトリートメント

カモミールオイルマッサージ

まずは耳のマッサージでリラックス。セサミオイル50mlにドライカモミール大さじ1を加えて60℃で30分ほど湯せんし、こしたオイルを耳に。中心から放射状に引っぱり、耳裏のでっぱりや耳前のへこみを中心にくるくる。最後に指をV字にして上下にさすって。

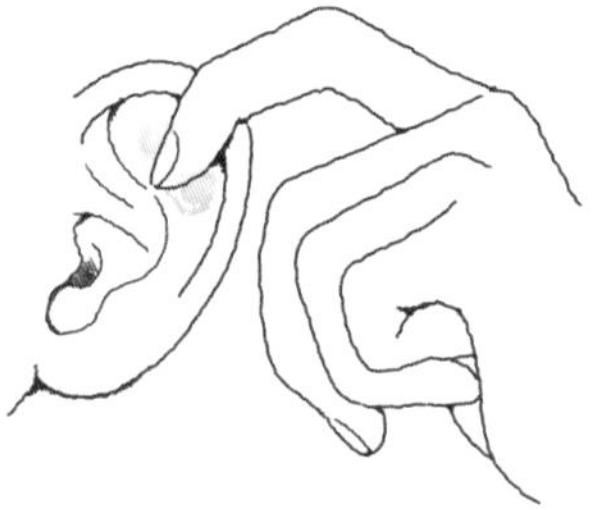

入浴前のしょうが湯

しょうがの薄切り2枚、水200mlを火にかけ、沸騰したら弱火で1分ほど煮出します。黒糖などを足しても。ヴァータを乱す急な温度変化を避け、入浴の20分ほど前にゆっくり飲んで、体を内側からじんわり温めましょう。

米ぬかとみかんの皮の入浴剤

保湿効果が高く、入浴後も温かさが持続します。米ぬか約2カップ、みかんの皮（乾燥させてちぎったもの）約大さじ1をまぜ、手ぬぐいなどの布でボール状に包み、ひもやゴムで先端をしっかり結んで。湯船で温まったボールを首に当てたり、体を洗ったりしても。

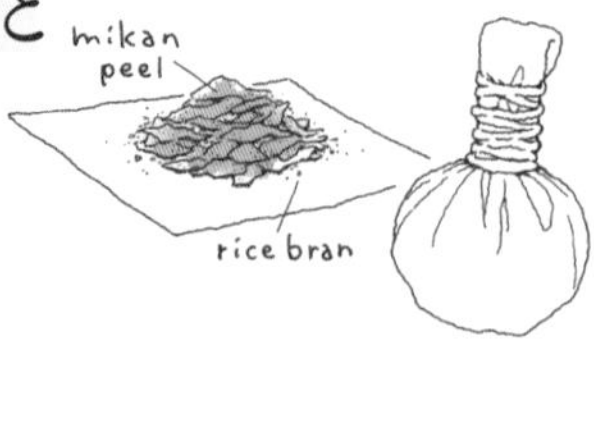

ドリンクでケア

カルダモンレモンティー

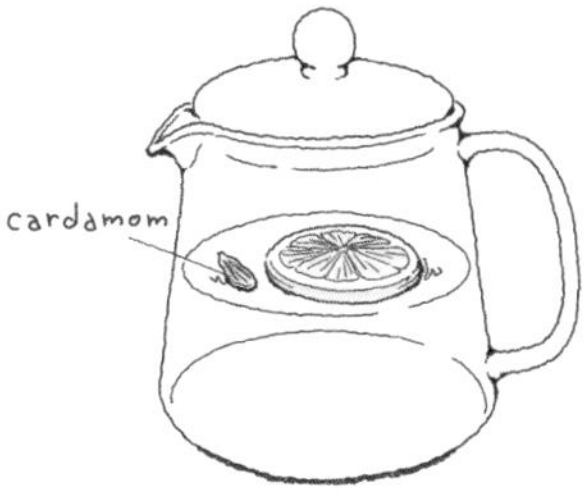

頭痛があっても休めないときにおすすめの、すっきり酸味のあるドリンクです。カルダモンやレモンがヴァータをしずめ、華やかな香りが神経を穏やかに鎮静します。カルダモン1粒に切り目を入れて水200㎖を加え、沸騰させて火を止め、レモンの薄切り1枚を入れて2〜3分蒸らせば完成。

黒糖とジンジャーのティー

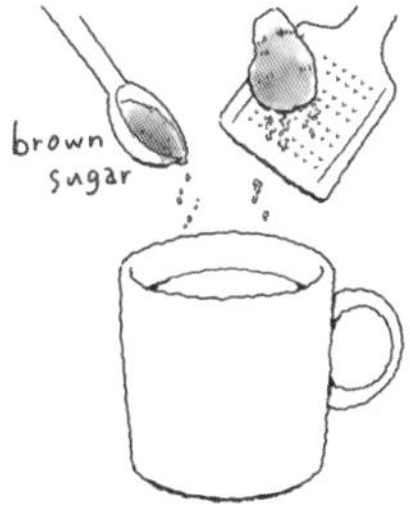

ヴァータ性の痛みがあるときは、刺激が強めなドライのものより生のしょうががおすすめ。おろししょうが小さじ½、黒糖小さじ1に湯200㎖を加え、よくまぜて飲みましょう。冷えた体を温め、体内の滞った流れをスムーズにして乱れたヴァータを整えます。

シナモンホットミルク

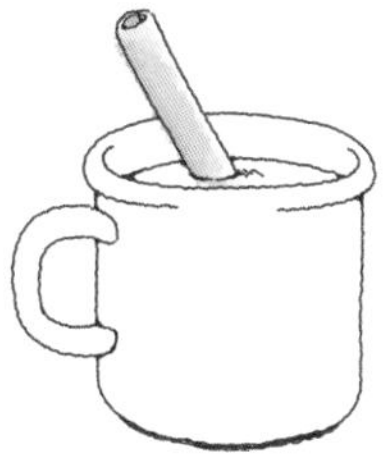

しっとりした甘さが重さや安定感を与え、乱れたヴァータを落ち着かせるホットミルク。末端の血流を促し、体を温めて神経をリラックスさせるシナモンを加えて。温めた牛乳に、パウダーなら少々、スティックなら¼本を加えてまぜましょう。ヴァータを鎮静する甘みをお好みでプラスしても。

ピッタ性の頭痛対策

ボディトリートメント

ローズミルク手足浴

頭や手足にも熱がこもっているのを感じるときは特におすすめ。洗面器にお湯を張って温めた牛乳150㎖程度とローズパウダー小さじ1をまぜ、気持ちいい温度で手浴や足湯を。過剰な熱をやさしくとり除き、まろやかな肌あたりが脳をリラックスさせます。

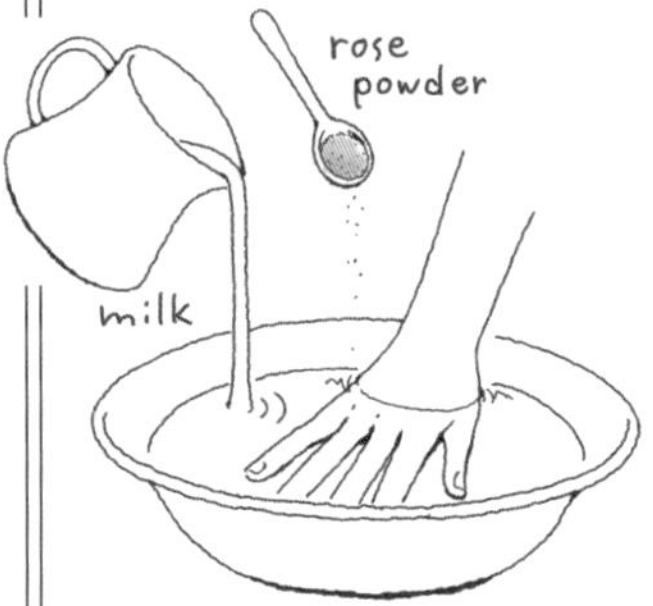

ローズハニーマッサージジェル

手の甲をやさしくさすり、過剰に働く脳を鎮静させます。クールダウン効果の高いローズパウダー小さじ1に、温性で冷やしすぎない生はちみつ大さじ1を加えたペーストを、手のほか指、手首、足の甲や裏もなでるようにマッサージ。しばらくおいたら洗い流して。

コリアンダーのピッタ鎮静ペースト

目を酷使したあとや、日光の浴びすぎ、デジタル画面の見すぎなどが原因の場合は、まず目の周りの熱を冷ますことが必要です。熱を冷まして鎮静するコリアンダーまたはローズ、サンダルウッドのパウダーを少量の水でねり、こめかみと眉間に乾くまで貼りつけて。

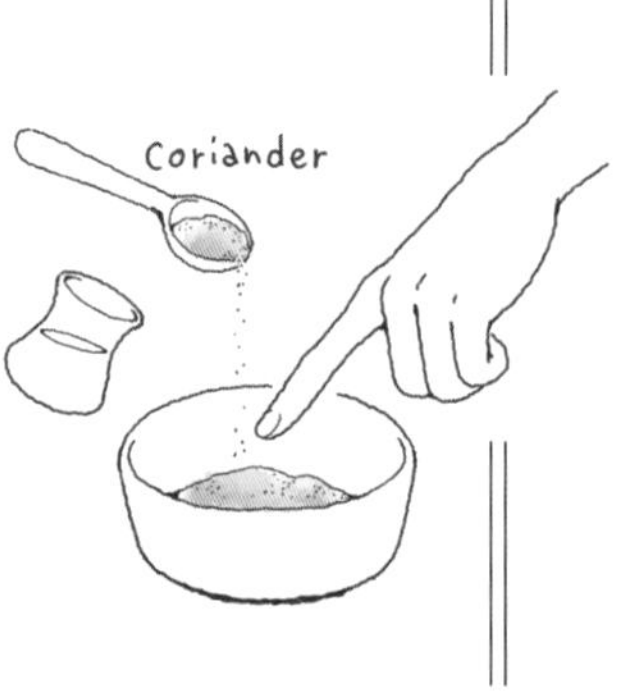

ドリンクとフードでケア

CCFティー

胸やけや消化不良を伴うほか、それらが原因で起こる場合もあるピッタ性の頭痛。おすすめのCCFはクミン・コリアンダー・フェンネルの頭文字からなる、どのドーシャのバランスも整えて消化力と毒素排出を促すスパイスの配合です。ホール各小さじ¼を水200㎖で10分ほど煮出し、こして飲みましょう。

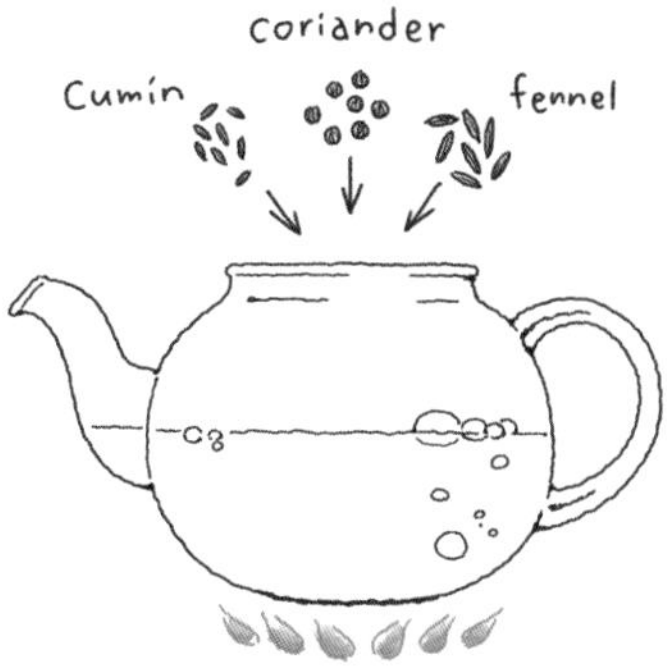

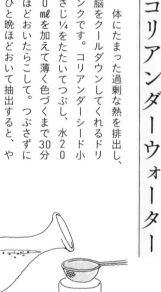

コリアンダーウォーター

体にたまった過剰な熱を排出し、脳をクールダウンしてくれるドリンクです。コリアンダーシード小さじ¼をたたいてつぶし、水200㎖を加えて薄く色づくまで30分ほどおいたらこして。つぶさずにひと晩ほどおいて抽出すると、やわらかく飲みやすい味に。

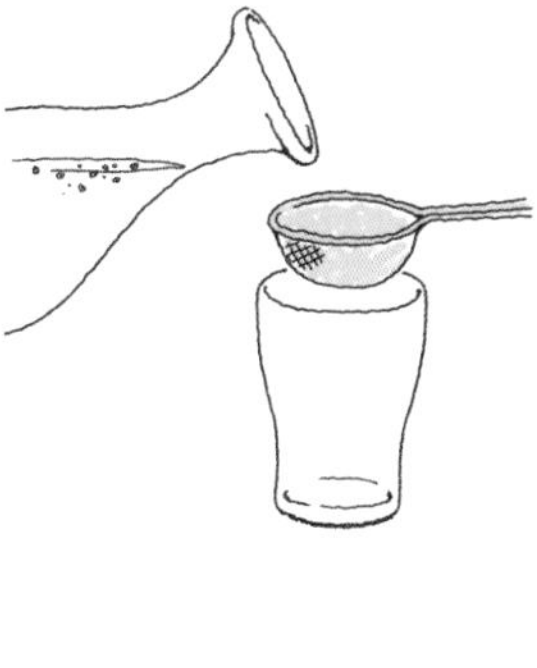

巨峰とコリアンダーのスイーツ

甘みと苦み、渋みがピッタを鎮静する働きを持つぶどうに、余分な熱を排出するスパイス&ハーブを合わせて爽やかに。巨峰5〜6粒は皮をむき、ミントの葉1枚とともにコリアンダーウォーター（右を参照）100㎖に5分以上つけて、食間にいただきます。

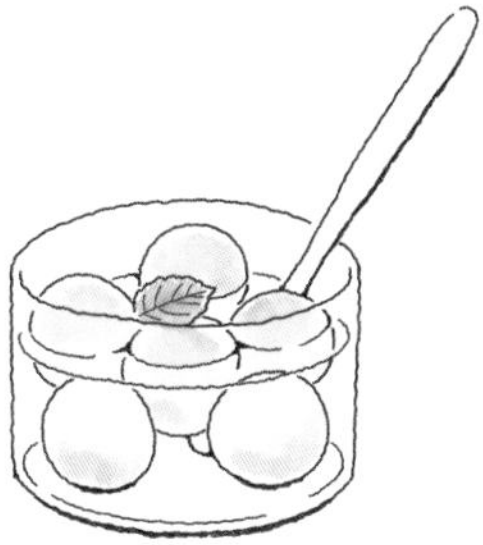

カパ性の頭痛対策

ボディトリートメント

マスタードオイルマッサージ

体液の流れが滞り、体がひんやりしがちなカパタイプの頭痛。温め効果の高いマスタードオイルを足首や足の甲に少量塗布して刺激を与えると、体の動きが促進されます。刺激が強いので、皮膚が弱い人はセサミオイルを同量からお好みで多めに加えるとマイルドに。

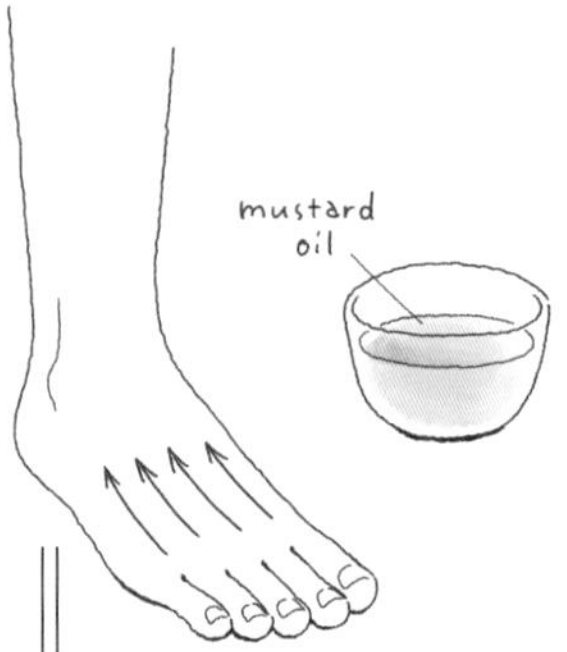

クローブとジンジャーのカパ鎮静ペースト

じんわり熱さを感じる、心地いい刺激のペースト。頭の重さや鈍痛がやわらぎ、すっきり軽くなるのを実感できます。クローブ、ジンジャーのパウダー各小さじ½を少量の水でねり、目から離れた髪の生えぎわ3カ所（おでこの中心、こめかみの奥）にのせて、乾いたらとり除きます。

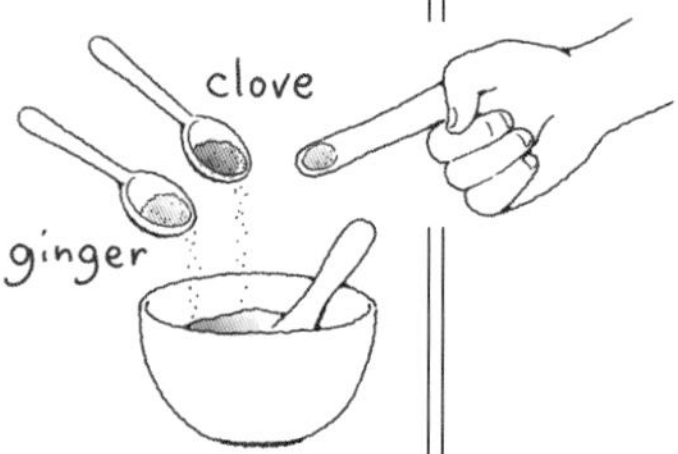

熱めのシャワーをさっと浴びる

寝起きにドーンと重たい痛みがある場合は特に、42℃前後の熱めのシャワーをさっと浴びるのもおすすめ。体に熱を与え、滞った血流や体液の流れを促します。ただし、カパがつかさどる頭部が冷えると頭痛が強まってしまうため、髪の毛や頭皮はすぐにドライヤーで乾かしましょう。

ドリンクとフードでケア

ドライジンジャーとディルシードのティー

すっきりした香りに、ピリッと刺激的な辛みと苦みで重たい体を内側からすばやく温め、軽くしてくれるティーです。ドライジンジャー2枚（パウダーならふたつまみ程度）、ディルシードひとつまみを水200㎖で5分ほど煮出して。

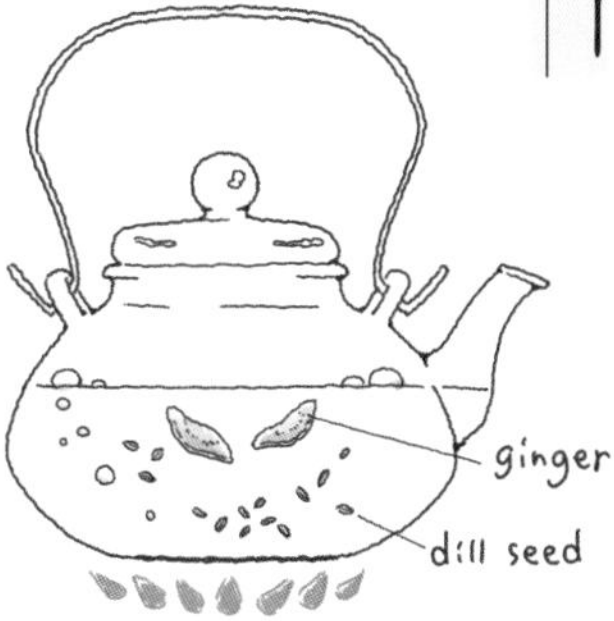

ミントとアジョワンのティー

カパの粘着性が強まると、鼻や呼吸のつまりで頭痛になることも。アジョワンシード、ドライミント各小さじ¼を水200㎖で5分ほど煮出して飲むと、体を温めて毒素排出を促すスパイスとミントの清涼感がほどよい刺激に。

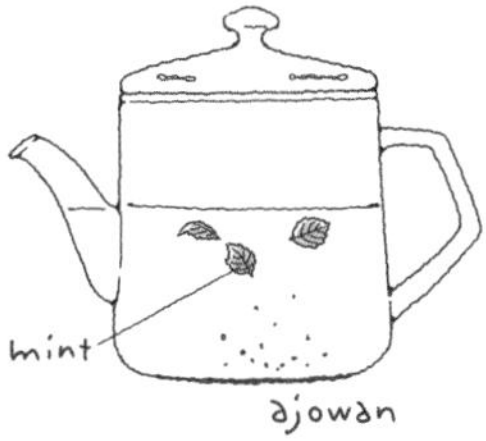

抹茶ハニー

頭がどんより重たいときに甘みがほしくなったら、生はちみつがおすすめです。アーユルヴェーダでは、生はちみつは渋みや種類によっては辛みも持つとされ、抹茶の苦みもプラスすることでおいしくカパを減らしてくれます。抹茶小さじ⅓、生はちみつ小さじ⅔をねり、苦みや渋みを味わいながら少しずつ、ゆっくりなめて。

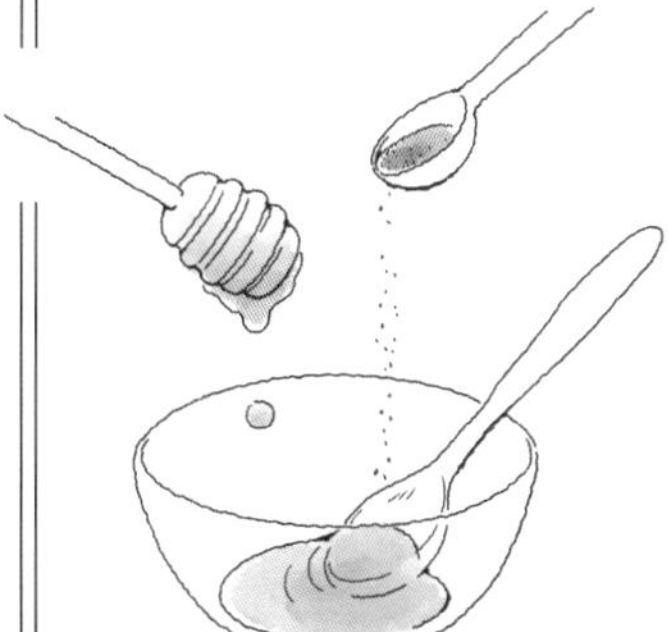

2

目のケア

ピッタが乱れると、起きやすいのが目の不調。アーユルヴェーダでは火のエネルギーによって明るさが、そして視覚が生まれると考えるからです。また、スマホやPCによる刺激にあふれる現代の生活では、神経の緊張がヴァータを乱して目にトラブルが生じるケースも多々。目を酷使したらこまめにケアしながら、目の負担になる睡眠不足や太陽の光を長く浴びることなども避けましょう。

頭に熱がこもったりガチガチにかたくなったりするのも目の疲れを招くため、オイルを使ったヘッドマッサージなどもおすすめです。

疲れ目・充血

ローズウォーターコットンパック

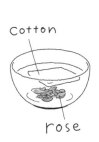

体に熱がこもったときにもおすすめのローズティーは、目のクールダウンにも活用できます。ドライローズペタル小さじ½を水50㎖につけ、ほんのり色が着いたら適量をコットンに浸してまぶたにのせ、5分ほどパックを。またはローズウォーター（p.103）があればすぐできるので、手元に1本あると何かと重宝します。

アムラペーストパック

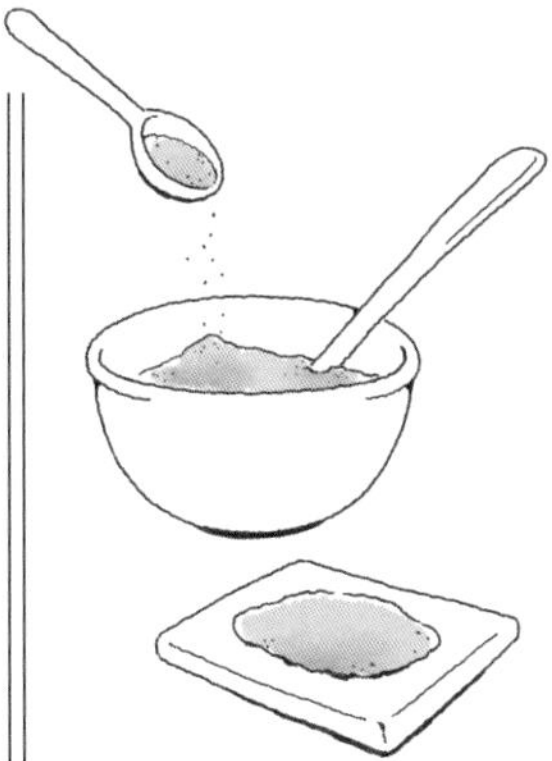

飲んでよし、塗ってもよしのアムラは肌や目のケアにも重用され、アーユルヴェーダの目薬にもよく配合されています。パウダーをペーストにしてアイパックすれば、ほどよい重みがリラックスにも◎。パウダーと水各小さじ1をねってコットンに塗り、ペースト側を外にしてまぶたに置き、5分ほどパックを。

ギーをまぶたにのせる

アーユルヴェーダでは、ドライアイや視力低下などのケアにも使われるギー。目を浸すネトラタルパナという施術が有名ですが、中指と薬指で、まぶたに重みのあるギーをやさしくトントンと置くだけでも効果があります。目がすっきりリセットできて、寝る前に行えば入眠がスムーズになりますよ。

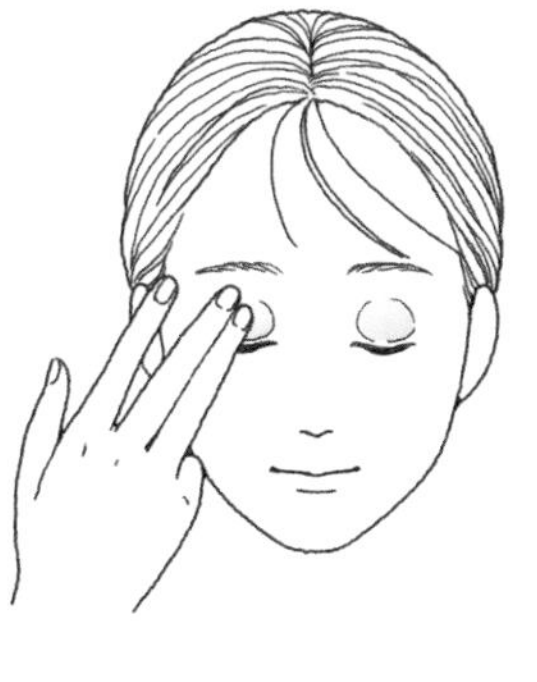

毎日のアイケア

冷やしアイピロー

冷蔵庫で冷やし、PCの光や強い日差しを浴びた目のケアに。休憩時間や帰宅後、寝る前のリラックスタイムにもおすすめです。22cm四方の布を半分に折って袋状に縫ったら、米50g、フラックスシード50g、お好みでドライラベンダー小さじ½を詰めて口をとじます。別布でカバーを作るか、ハンカチなどで包んで目にのせて。

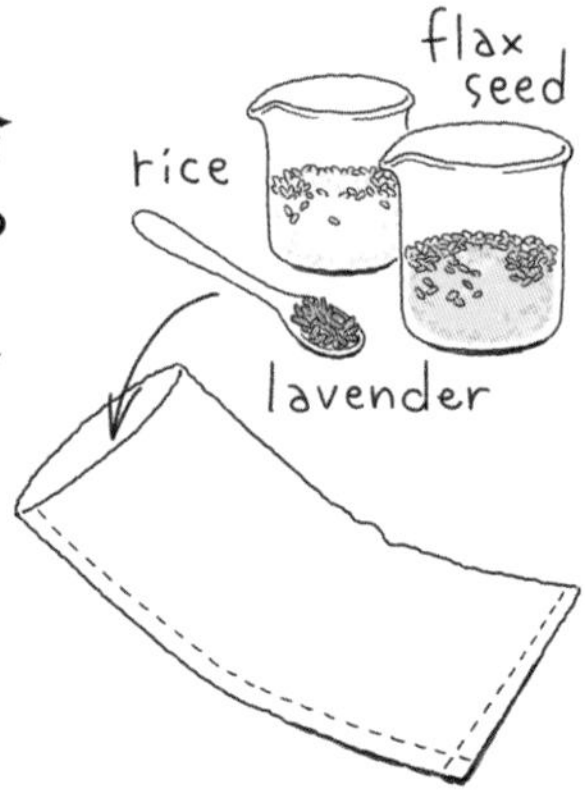

アムラとギーのクレンジング&マッサージオイル

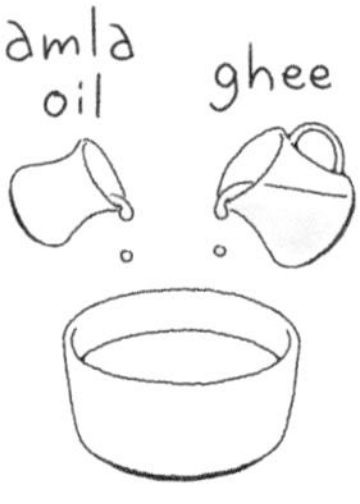

目にいい素材を使った、なめらか&やわらかな使い心地。スイートアーモンドオイル30㎖にアムラパウダー小さじ1を1週間ほど漬けてこし、湯せんでとかしたギー20㎖とまぜます。目元のメイクにやさしくなじませ、ローズウォーターを浸したコットンでふきとって。マッサージする場合はこすらず、目の周囲をやさしくプッシュ。

ローズとギーのアイクリーム

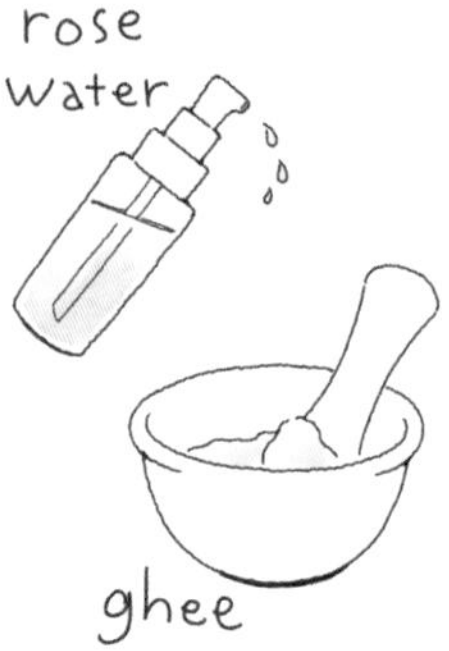

目元ケアのほか、あせもなど皮膚トラブルの軟膏として使えるクリーム。ギー小さじ½に、ローズウォーター10〜20㎖(多めにするほどギー特有の香りが消えます)を少量ずつ加えてすりまぜます。最初は水をはじきますが、まぜるうちになじんでギーの黄色が白っぽくなればOK。冷蔵庫で保存し、2週間ほどで使いきりましょう。

体の中からアイケア

クコと黒レーズンのジャム

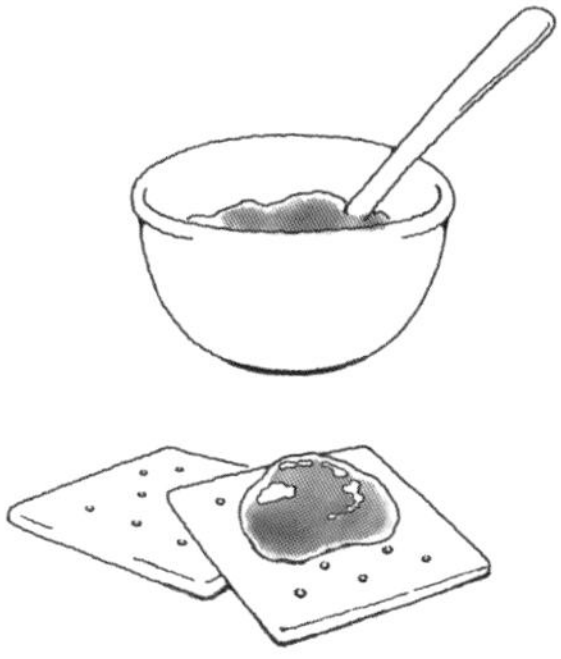

目の健康にいい素材を集めたジャム。クコの実、レーズン（黒）各25g、てんさい糖、細かく砕いたハイビスカス（生またはドライ）各大さじ1、水100㎖を弱火で煮込み、つぶしながら少しとろっとしてきたら火を止めて。お湯を注いだティーにしても美味です。

ハイビスカスローズティー

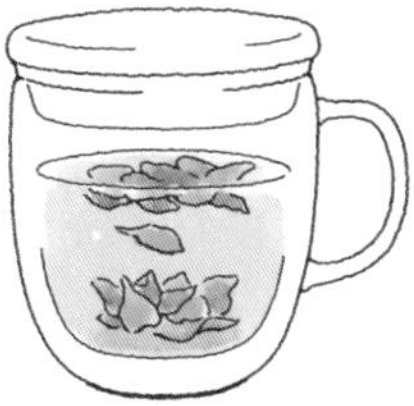

目への健康効果で知られる抗酸化成分・アントシアニンを含むハイビスカスに、ビタミンCが豊富なローズヒップと、酸味をやわらげるローズをブレンド。各小さじ¼を合わせて熱湯200㎖を注ぎ、ふたをして5分蒸らして。

とうがんのバタフライピーシロップ漬け

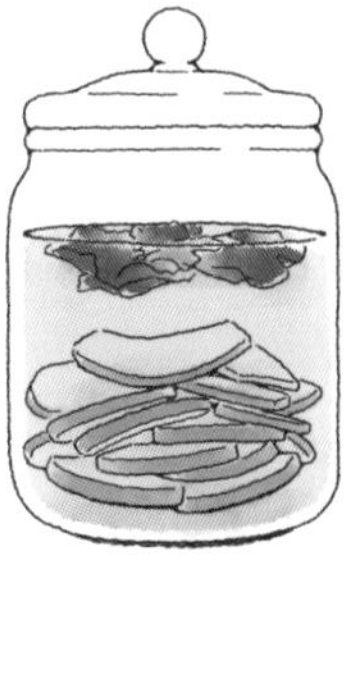

鮮やかな青色が目の疲れを癒やし、アントシアニンも豊富なバタフライピー。5個ほどに熱湯150㎖を注ぎ、1〜2分おいてこしたらメープルシロップ大さじ1を加え、とうがんのスライス20枚を1時間以上漬けて。そのまま食べるほか、レモンをしぼってもおいしく、ピンクに変化する色が楽しめます。数日は冷蔵保存OK。シロップは炭酸水などで割ってドリンクに。

3

鼻のケア

水

のエネルギー・カパが増えたり、毒素がたまると粘着性の液体が増える、停滞するなどで鼻水や鼻づまりが起きやすくなります。その一方で、風邪ぎみの場合はヴァータを整えたり、灼熱感があるときはピッタを鎮静させたりと、お悩みの原因にアプローチするケアをとり入れていくのが基本です。

さらにアーユルヴェーダでは「鼻は脳の入り口」といい、鼻の通りをよくする＝脳の働きを正常に整えることに通じます。鼻が通って呼吸がスムーズになると、心のバランスも整いやすくなりますよ。

鼻水・鼻づまり

ドクダミ鼻パック

日本の民間薬としてもおなじみのドクダミ。止める・排出する働きにすぐれ、その渋み・苦みが、鼻水の原因となるカパを減らします。葉をもんでしっとりしたら、つまっているほうの鼻の穴に押し当て5分ほどキープ。においが気になる人は、汁を鼻の穴に塗るだけでもOKです。

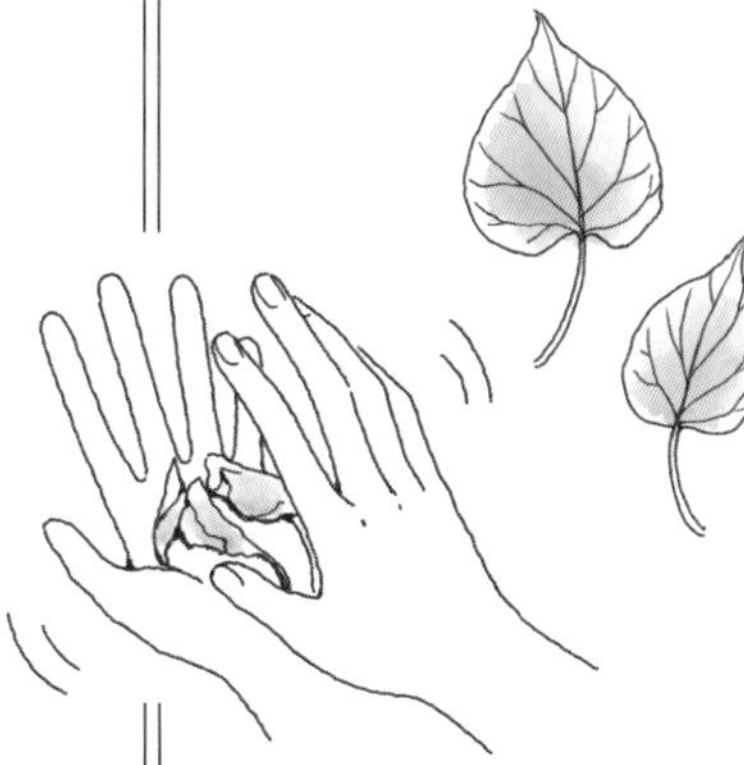

ローズマリーミント吸引

蒸気とともに香り成分を吸い込むアロマテラピーの「吸引法」を、抗菌・鎮静作用のある生ハーブやスパイスで。カップにローズマリーの生葉を約3㎝、ミント2枚、クローブ1個などをお好みで入れ、熱湯を注いだらやけどをしない距離で鼻に蒸気を当てます。無理に吸い込まないようご注意を。

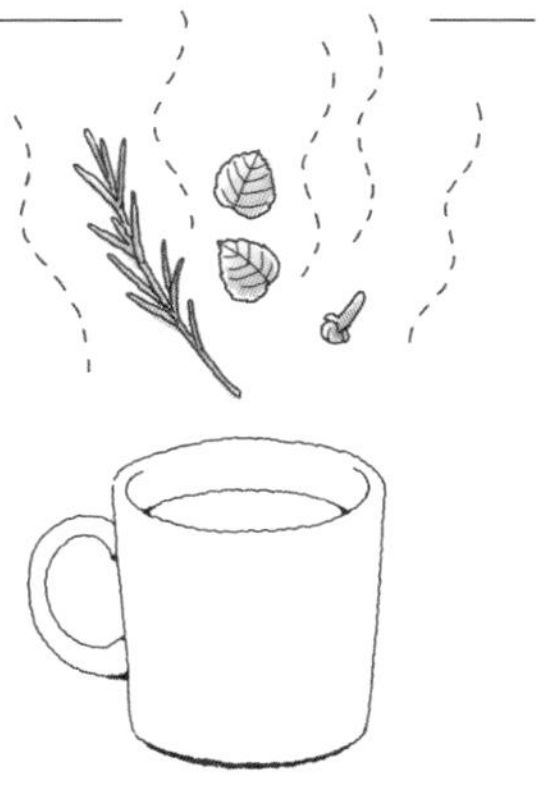

生はちみつとシナモン

鼻水を出しきってしまいたいとき、つまった鼻をすばやく通したいときの手軽なレメディーがこちら。カパを軽減して呼吸器系に働く生はちみつ小さじ1に、血流を促すシナモン小さじ¼を加えまぜます。鼻の不調が気になるとき、1日2回を目安になめましょう。

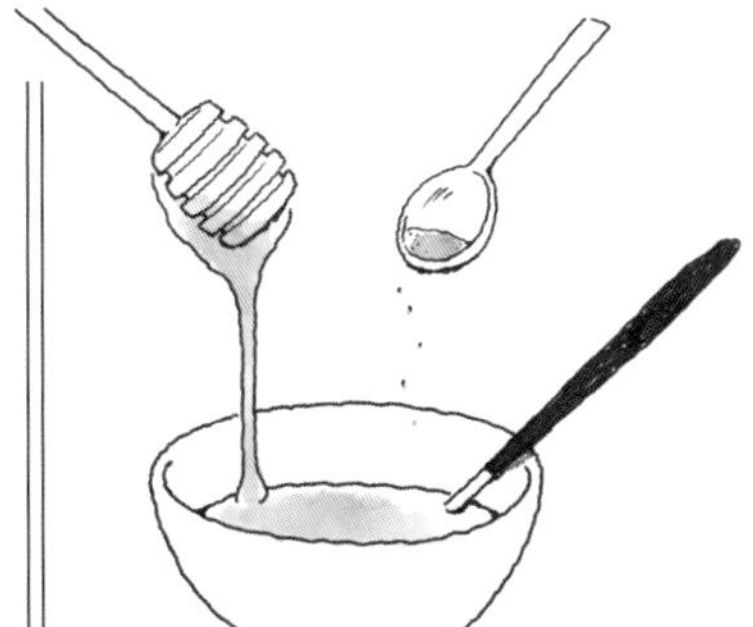

鼻粘膜の保護

ネトルのスープ

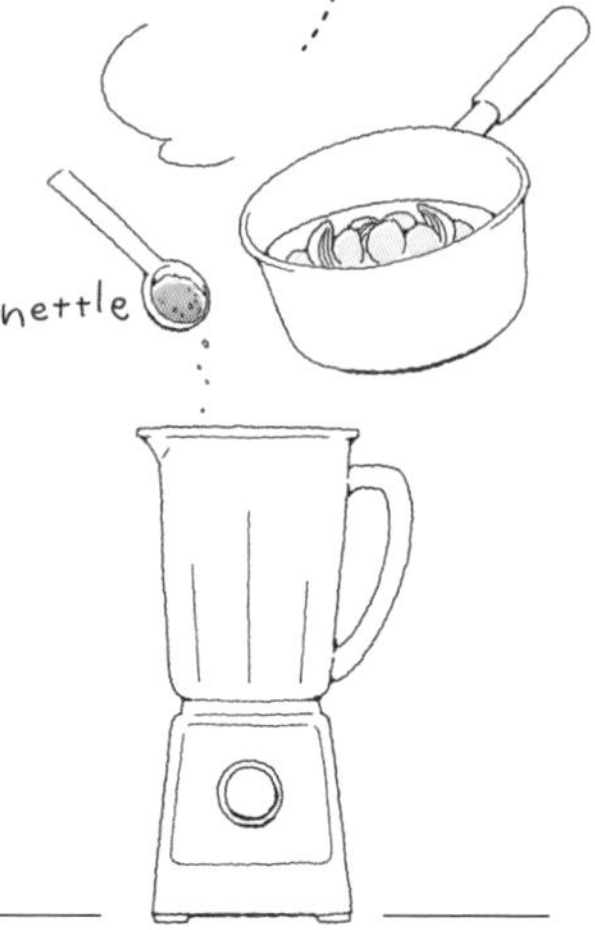

粘膜を保護し、抗アレルギー作用にすぐれたネトルをポタージュスープに。玉ねぎ・じゃがいも各½個をざく切りにし、鍋にギー小さじ1を熱して炒め、水300㎖を加えます。やわらかくなったらネトル小さじ2を加えてミキサーにかけ、鍋に戻して豆乳50㎖を加えて温めます。仕上げは塩こしょうで味をととのえて。

ターメリックれんこんチップス

実はインドでも食べられているれんこん。水200㎖にターメリック小さじ1、塩小さじ½をとかし、スライサーで薄切りにしたれんこんを加えます。20分ほどおいたら水をきり、表面にギーまたはサラダ油を薄く塗ってオーブンシートを敷いた天板に並べ、170℃に予熱したオーブンで様子を見ながら15分ほど焼けば完成。

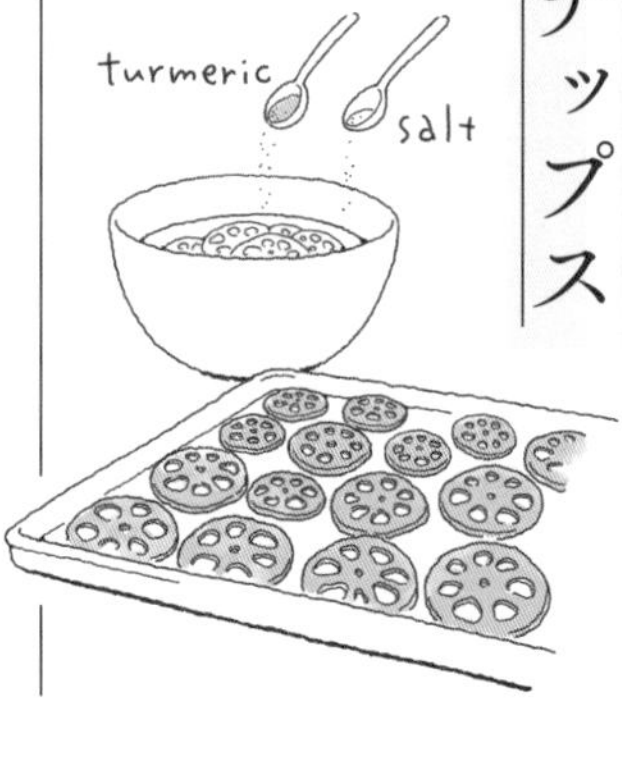

トリカトゥはちみつ

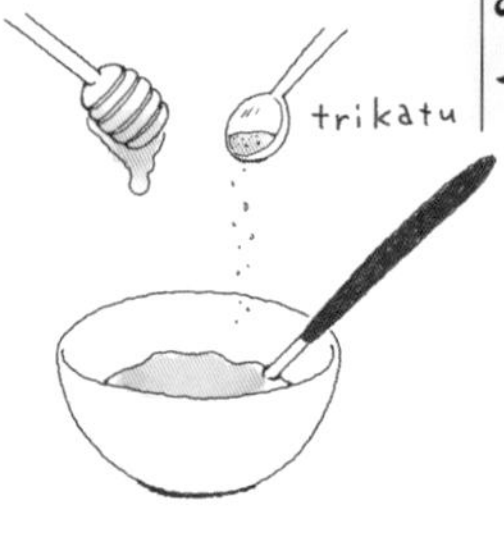

花粉症などで鼻に粘液が増えているときは、カパによるエネルギーの停滞に動きを生み出すケアを。生はちみつ小さじ1にトリカトゥ(左ページ参照)ひとつまみをまぜてペースト状にしたものを、1日2〜3回を目安に舌やのどで転がすようになめると、鼻がスッと通るような爽快感を感じられます。

毎日の鼻ケア

ターメリック セサミオイル

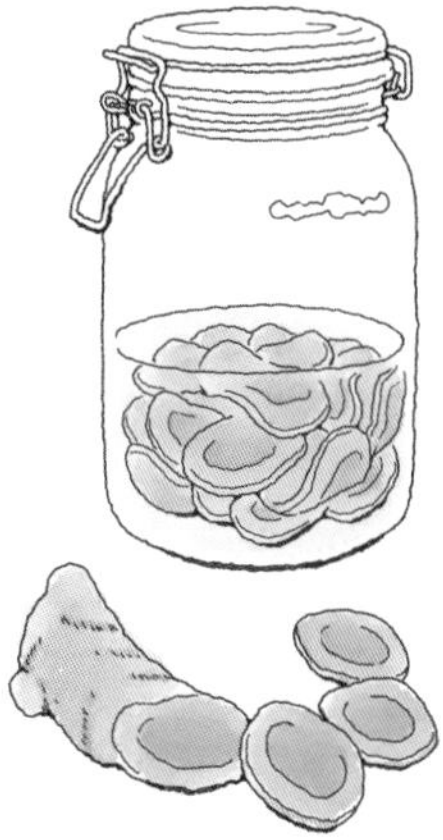

乾燥が気になるときは、セサミオイルを鼻の粘膜に綿棒や指先で塗り、保護するケアを。特にターメリックを2週間以上漬けたオイルは、ベトベトしすぎない軽めの使い心地がちょうどよく、粘着性のカパをさらっと軽くしてくれます。材料のおすすめは秋うこんの乾燥スライス。肌あたりのやわらかなオイルに仕上がります。

Column

トリカトゥって？

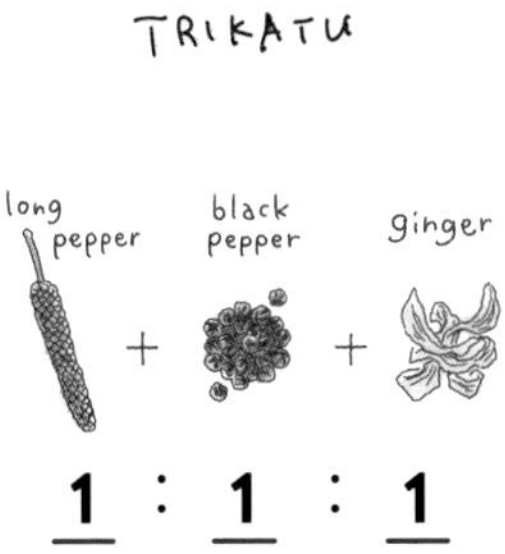

ジンジャーパウダー・ブラックペッパー・ロングペッパーを等分に配合し、3つの（＝トリ）辛い（＝カトゥ）という意味のアーユルヴェーダではとてもメジャーな処方。温め効果が高く、重い・冷たい性質のカパを軽減します。さらにデトックス＆消化を促す作用で体内の滞りを改善。肉や魚、野菜など、どんな食材とも好相性なので、キッチンにぜひ常備しておきたいスパイスミックスです。

4

マウスケア

アーユルヴェーダでは〝変換〟の働きを持つピッタ（火のエネルギー）が増えると口臭などのにおいが強くなると考えます。さらに重要なのが、消化の働き。弱すぎたり過剰になったりすると、未消化物の「アーマ」がたまって口臭が出やすくなるのです。

マウスケアで重視したい時間帯は、まずなんといっても朝。就寝中に未消化物として口内に浮き上がったアーマを浄化することは、消化力を整えるうえでも大切です。普段の口腔ケアから意識してアーマがたまりにくい体に整え、健康促進に役立てていきましょう。

口臭

フェンネルティー

フェンネルは、消化を助ける&口臭を消す2つの大きな効果で知られ、インドでは食堂やレストランでもよく常備されている食後の定番スパイスです。フェンネルシード小さじ½を水200㎖に加え、ほんのり色がつくまで5分ほど煮出したら、食後のティータイムにどうぞ。

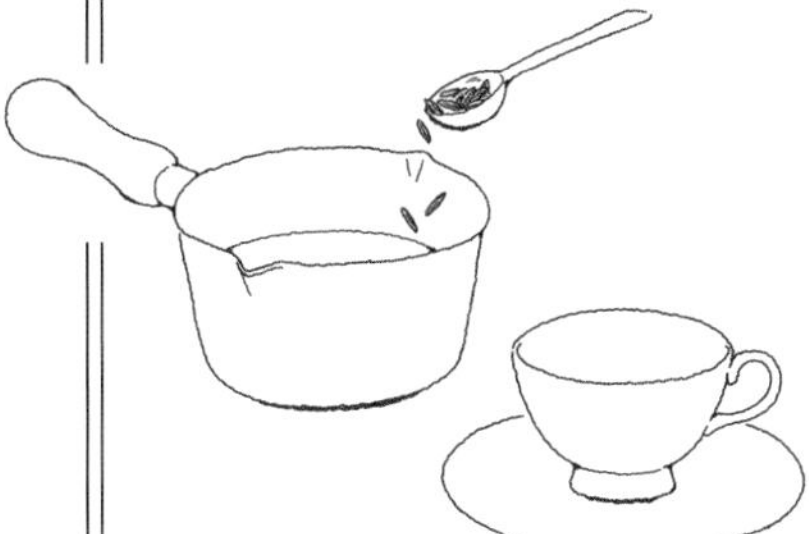

スパイス&ハーブをかむ

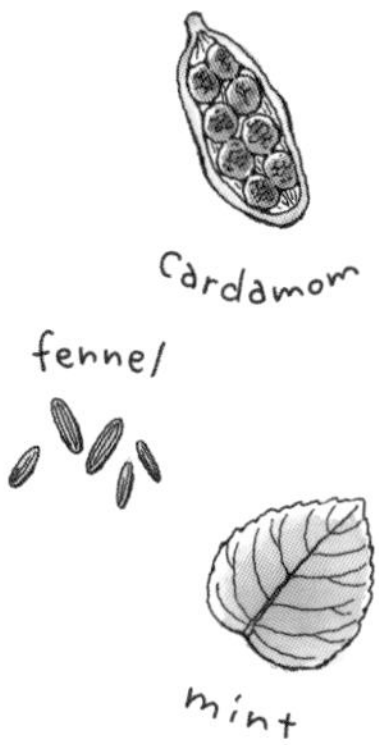

口臭を防ぎ、消化を促進するスパイスを食後のタブレットがわりに。カルダモンはさやの中にある黒い粒を1～2個。フェンネルシードは香ばしくからいりしてもおいしく、食後の口直しにもぴったりです。料理やスイーツに添えられたミントの生葉も、残さずそのままよくかんでいただきましょう。

マウスウォッシュスプレー

にんにくなどで気になる食後の口臭に。フェンネルシード小さじ1を水200㎖で濃く煮出し、冷めたらスプレーボトルに。フェンネルティーを多めに作った残りでもOK。1日で使いきりましょう。

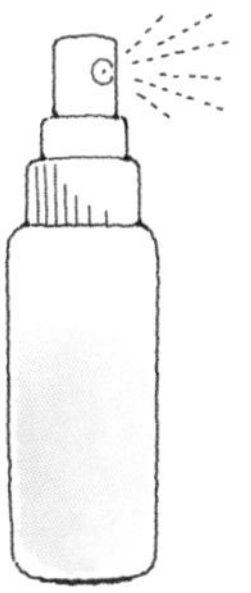

歯ぐきケア

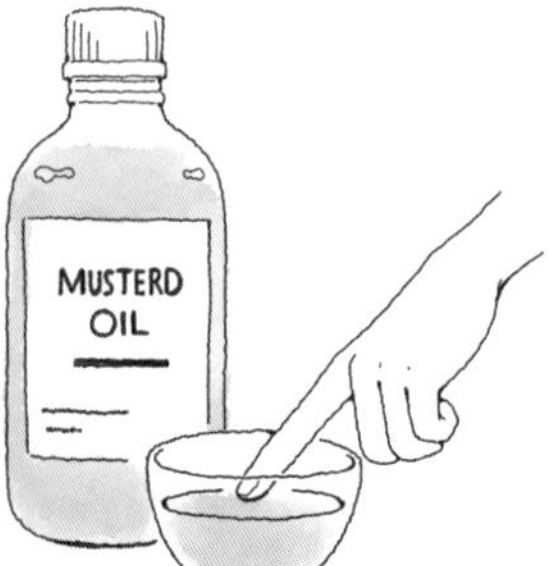

マスタードオイルマッサージ

ほんのりピリッとした辛みで血行を促すマスタードオイルを、歯ぐきの引き締めケア＆老化予防に。指先にオイルをつけ、歯ぐきをクルクルとマッサージしましょう。オイルなのにベトつきにくく、軽い刺激とスーッとした爽快感が気持ちいい！　ぜひお試しを。

歯を白くする

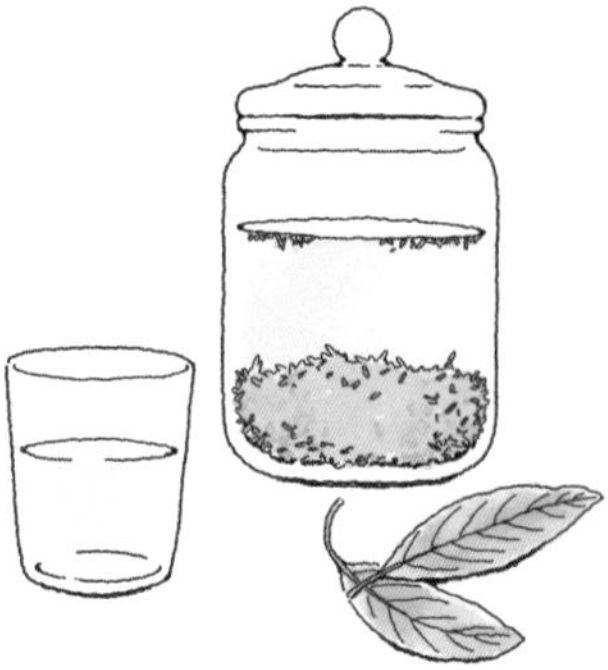

インフューズドココナッツオイルうがい

ココナッツオイル50㎖にコモンセージ大さじ1、お好みでターメリック大さじ1を2週間ほど漬け込みます。こしたオイル大さじ1程度を口に含み、もぐもぐ動かしながら5分ほどオイルうがいを。ココナッツオイルは低温で固まると成分がうまく抽出されないので、寒い時期や場所では作れません。使うときは固まっていてもOKです。

毎日のマウスケア

スパイス歯みがき

お好みのスパイス＆ハーブをブレンドすると、オリジナルの歯みがきパウダーが作れます。市販の歯みがき粉と同様に歯ブラシにつけて磨くほか、本場のインド式は指につけて歯ぐきごとマッサージする方法。指の感触で歯ぐきの健康状態をチェックしましょう。

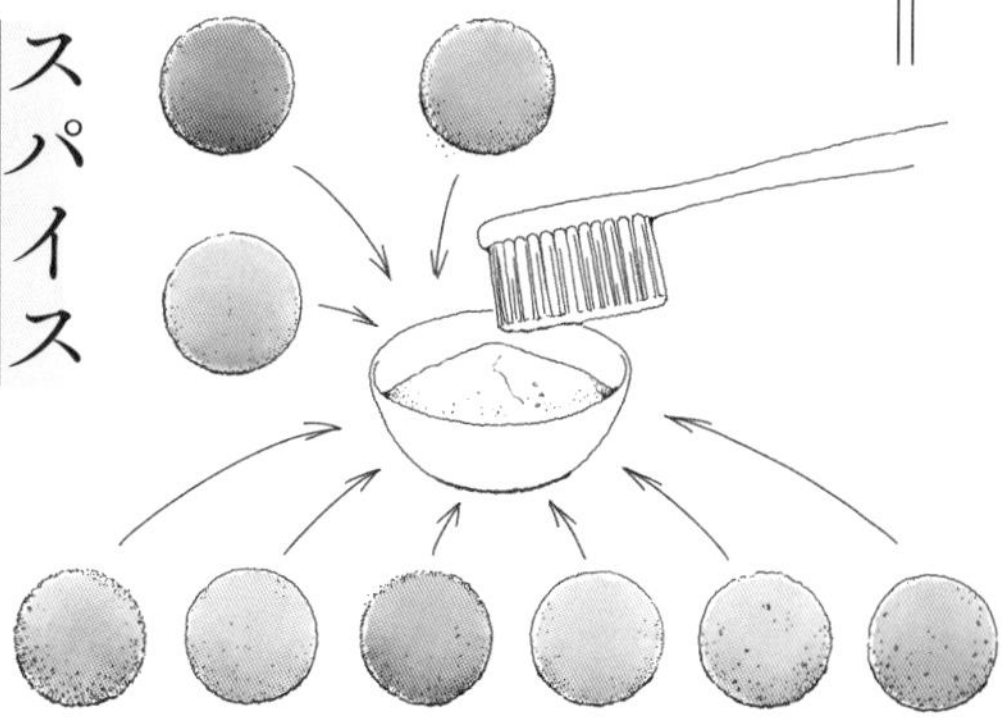

ターメリック

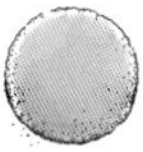

抗菌・殺菌作用にすぐれ、ネバつきをとり除きます。一時的に歯が黄色く染まるので、使うタイミングに注意を。

フェンネル

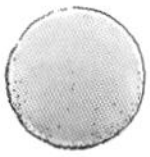

口臭や消化力を改善する効果で知られるスパイス。おなかの張りやたまったガスも解消してくれます。

ローズマリー

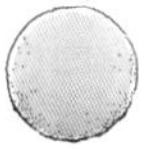

粉末タイプを使用。爽やかな清涼感で口臭を防ぎ、歯ぐきの血行や消化も促します。

ブラックペッパー

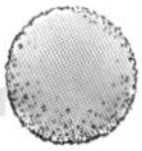

温め効果が高く、歯ぐきの血行を促して引き締めます。消化促進、せきや冷えをやわらげる効果も。

ペパーミント

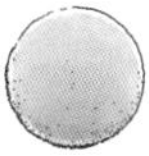

こちらも粉末タイプを使用。スーッとした清涼感とともに、口臭やのどの痛みも防ぎます。

シナモン

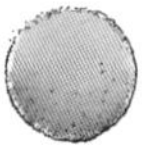

毛細血管の血流を促し、毒素排出・抗菌効果にもすぐれます。消化力のアップにも。

クローブ

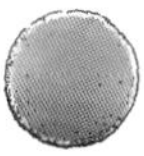

抗菌作用のほか痛みをやわらげる働きが高く、粒は虫歯に詰めて歯痛の応急処置にも使われます。

アムラ

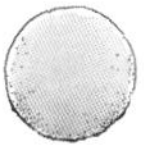

血行を促進し、歯ぐきの若返りに。消化力や免疫力アップ効果も期待できます。

ニーム

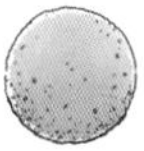

防虫効果で知られるニームは、虫歯予防や歯のホワイトニングに。殺菌＆毒素排出の効果もあり。

5

のど のケア

のどをケアする方法は、季節や環境によってさまざま。秋冬やエアコンの効いた場所では湿度を与えたり、炎症を抑えたりするケアはもちろん、乾燥の原因となるヴァータを整えることも大切です。休息や睡眠時間をしっかり確保するほか、規則正しい生活もぜひ意識したいものです。

そのほか、食べすぎや怠惰、冷えなどでカパが増え、未消化物がたまると、これを排出しようとしてせきやたんが出るケースも。この場合は食事量を減らすなどのほか、カパを減らすスパイスレメディーもぜひ活用してみてください。

乾燥

かりんシロップ

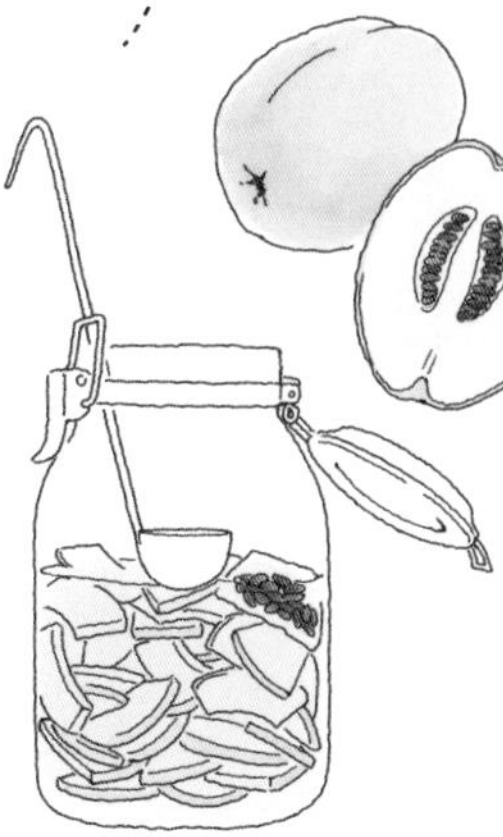

かりんは薄くスライスし、種はお茶袋などに入れてびんに詰めたら、材料が隠れるまで生はちみつを加えます。清潔なスプーンでときどきまぜながら、1~2カ月ほどしてエキスが出てきたら完成。1日2~3回を目安に、ティースプーン1杯分をなめましょう。抗菌・抗炎症作用が高く、風邪予防にもおすすめです。

のどの違和感

クローブ吸引

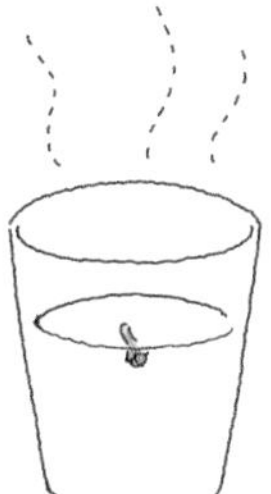

クローブをカップに入れて熱湯を注ぎ、口を開いてのどに蒸気を当てるようにして吸引を。痛みやイガイガが気になるのどの粘膜に、殺菌&痛み止め効果にすぐれた成分がダイレクトに届いてうるおします。ただし、のどに灼熱感があるときは避けましょう。

のどが熱い

リコリスミントティー

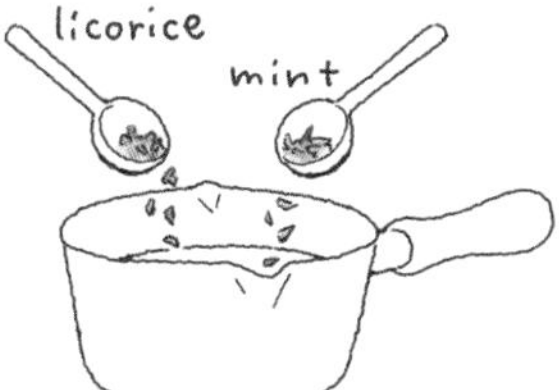

漢方では甘草として知られるリコリスはピッタやヴァータを鎮静して熱や炎症を抑えるほか、美肌コスメにもよく使われる素材。水200㎖にリコリス小さじ¼、ミント小さじ¼(生の場合は葉2枚ほどをあとから)を加え、5分ほど煮出します。1日2杯までを目安に。

せき

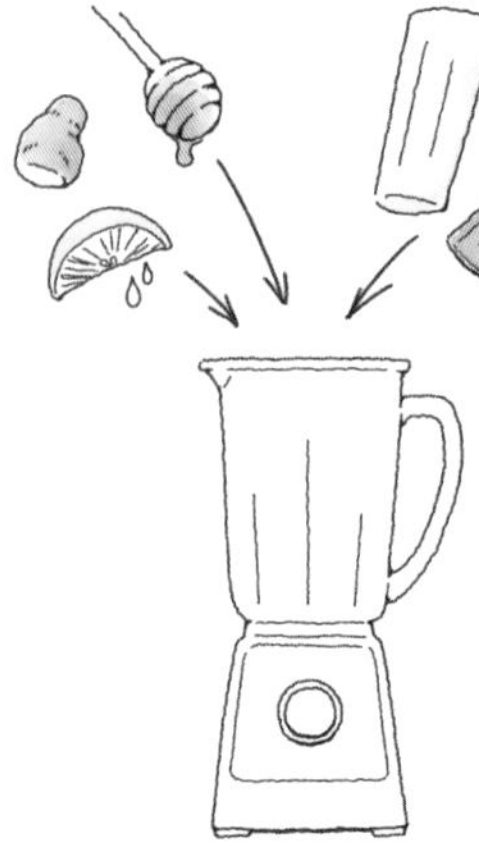

アロエジュース

アーユルヴェーダでは、せき止めやのどのケアにも活用されるアロエ。アロエベラの果肉小さじ1、生はちみつ小さじ1、レモン汁小さじ1、水200㎖、（あれば）しょうが汁小さじ½をミキサーにかけて飲みましょう。

バジルレーズンティー

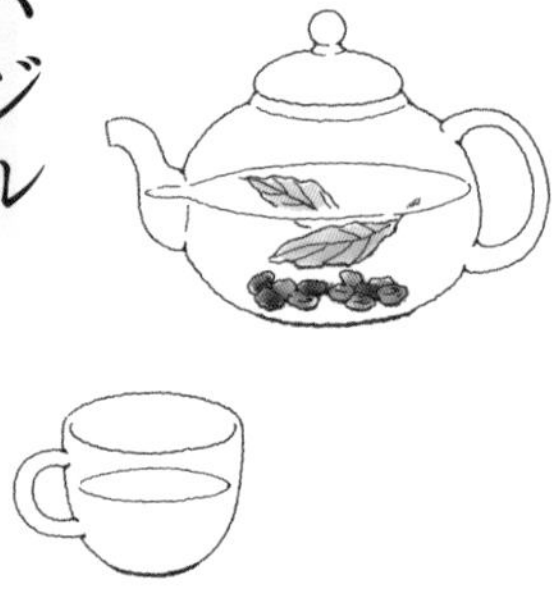

〝奇跡のハーブ〟と呼ばれるほど薬効の高いホーリーバジル（インド名＝トゥルシー）。のどにいいハーブとしても知られ、ヴァータやピッタを鎮静する黒レーズンの甘味とも相性ぴったりです。ホーリーバジル（乾燥は小さじ½、生葉は2枚ほど）、黒レーズン（オイルコーティングのないもの）小さじ1とともにポットに入れて熱湯を注ぎ、3分蒸らします。

玉ねぎはちみつシロップ

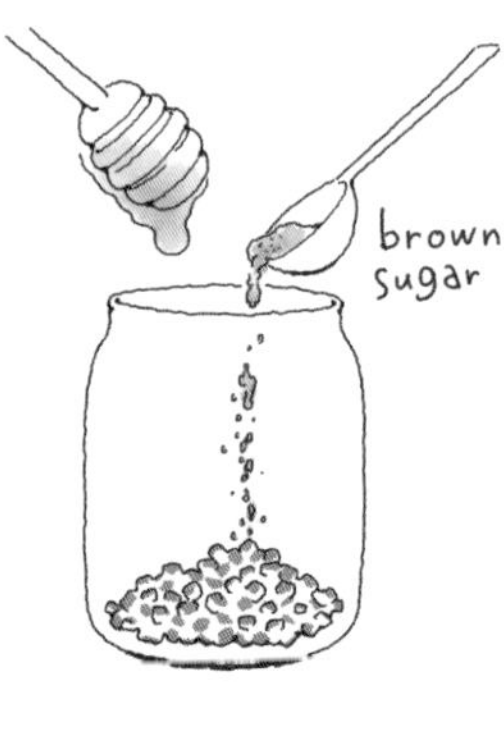

イギリスなどでは伝統的にせき止めとして使われる赤玉ねぎ。体を温めて発汗を促し、代謝を高めます。½個をみじん切りにし、黒糖大さじ1をまぶして水分が出てきたら、生はちみつをかぶるまで注ぎます。たまに振りながら1日おき、水分がしっかり出たらこしてティースプーン1杯分を1日2回ほど飲みます。ただし、のどに灼熱感のあるときは避けて。

たん

ブラックペッパー＋生はちみつ

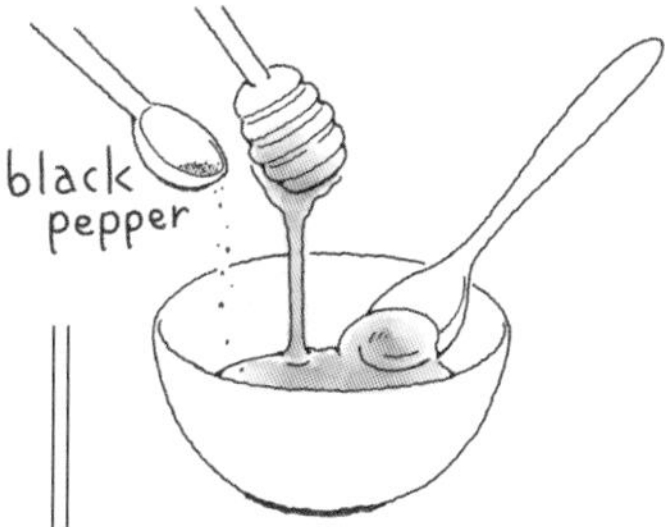

ベトベトした粘液はカパの乱れによる影響があると考えられます。身近な材料を使ったレメディーで滞りをとり除きましょう。生はちみつ小さじ1にブラックペッパー（ロングペッパーも可）ひとつまみを加え、ねりまぜたものを1日2回ほどなめます。ただし、たんがドロッとかたすぎたり、灼熱感のあるときは向きません。

毎日ののどケア

ターメリック塩うがい

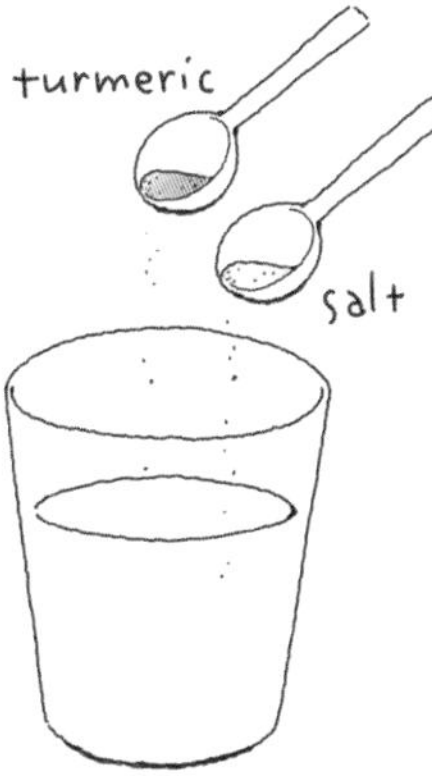

アーユルヴェーダでは定番のうがい液。ターメリックは〝天然の抗生物質〟といわれるほど抗菌・抗炎症作用にすぐれています。ぬるま湯か常温の水にターメリックと塩各小さじ1/2を加えてまぜ、のどを洗うようにガラガラとうがいしましょう。風邪が流行している時期にもおすすめです。

6

消化を整える

アーユルヴェーダでは、多くの病気が消化しきれない未消化物「アーマ」による毒素が原因と考えます。そしてドーシャのバランスが乱れると消化力もうまく働かず、これがドーシャをさらに乱すという悪循環に陥りやすいのです。そのため、ちょっとした胃の不調を感じた場合はスパイスやハーブのレメディーも活用しつつ早めの対処を心がけて。さらに普段から胃腸がきちんと消化できる食べ物や量を把握し、ながら食べをせずよくかんで味わう、腹7分目にするなど、食事の仕方も大切なポイントになります。

食欲がない

クミンしょうがピクルス

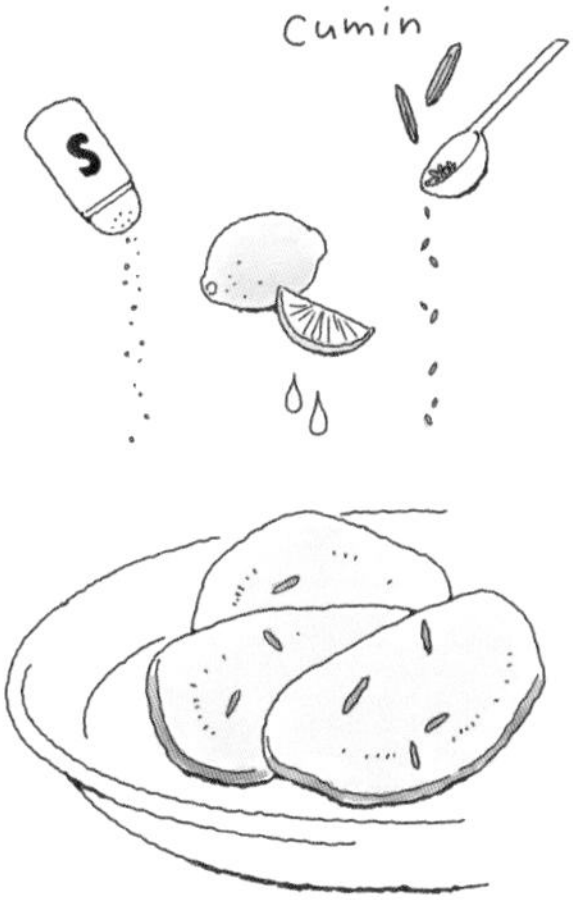

体に熱と動きを与え、消化しやすい状態にするしょうがと、消化力を活性化して粘膜を保護するクミンを組み合わせた、食前の消化促進剤です。しょうがの薄切り2〜3枚に、クミンパウダーと岩塩を各ひとつまみ、レモン汁小さじ1程度をかけ、食事の20分ほど前にかじります。ただし、胃が痛いときは避けて。

レモングラスとコリアンダーのティー

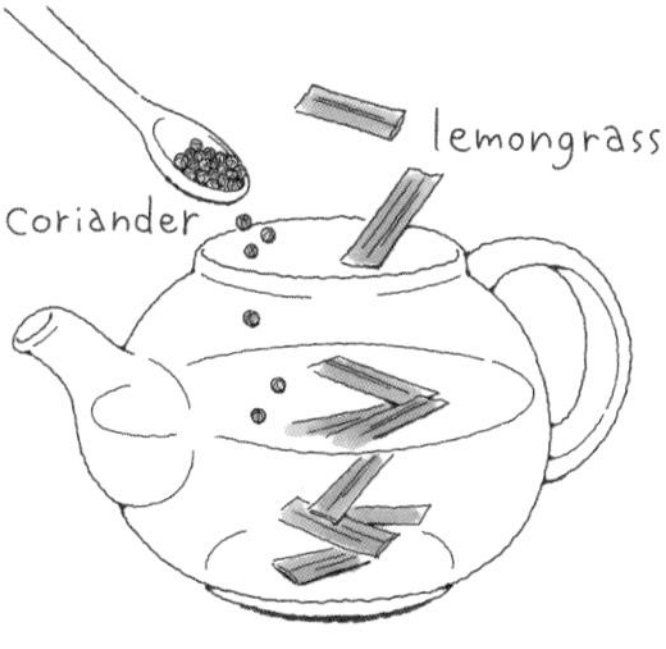

食前・食後のどちらに飲んでも胃腸の調子を整えます。コリアンダーシード小さじ½はたたいてつぶし、乾燥レモングラス小さじ½（フレッシュなら10㎝を2本）と合わせて熱湯２００㎖を注ぎ、3分ほど蒸らしてこしましょう。爽やかな香りの相性がよく、暑い時季には特におすすめです。

胃が重い

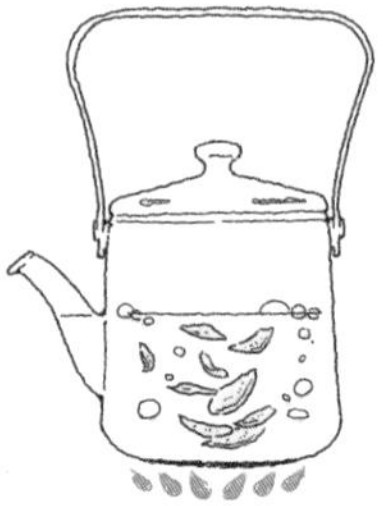

しょうが湯

しょうがのせん切り大さじ½程度と水400㎖を煮出し、こして飲みます。お好みで砂糖を入れると飲みやすさがアップ。体が冷えて胃腸の動きを鈍く感じるときは、外出先にポットで持っていくのもおすすめです。1日2杯ほどを目安に、温め効果が強いので少量ずつ飲みましょう。

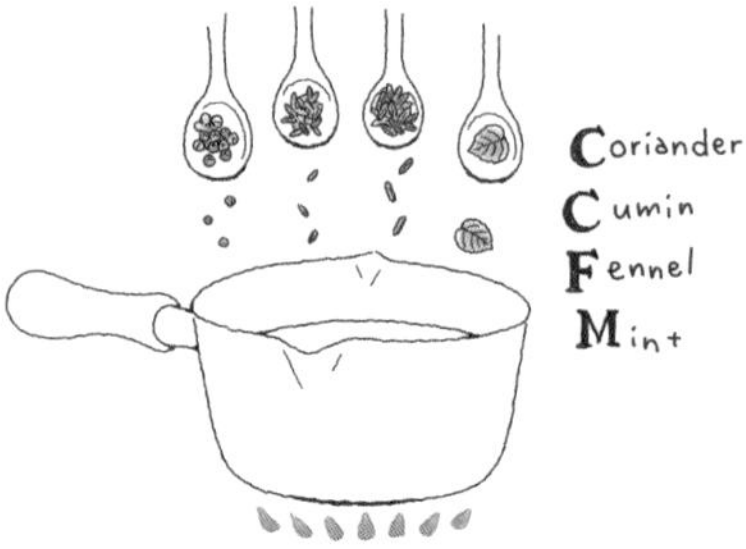

CCFミントティー

CCFとは消化力を整える代表的なスパイス、コリアンダー・クミン・フェンネルの頭文字からなる定番の配合です。CCF各小さじ½を水400㎖で5分ほど煮出したら、ミントの葉1〜2枚を加えてさらにすっきり飲みやすく。

胃が痛い

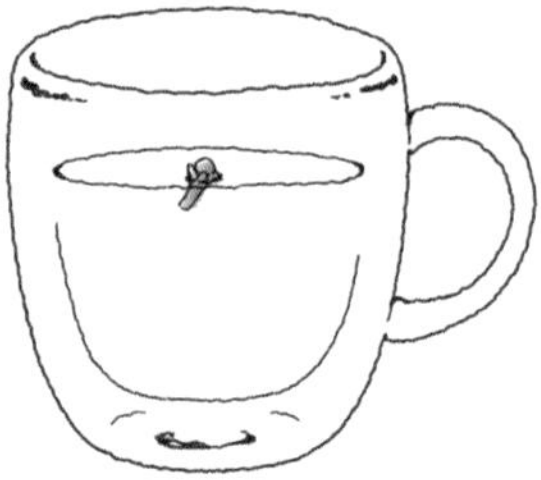

クローブ白湯

鎮痛・抗炎症作用とともに、停滞した動きを活性化させるクローブ。胃が冷えたり、動きが鈍くなって起きる重たい痛みにぴったりです。クローブ1粒を水200㎖で3分ほど煮出すだけ。ただしキリキリする胃痛、ゲップや胸やけなどがあるときは避けましょう。

胸やけ

コリアンダー&カルダモンティー

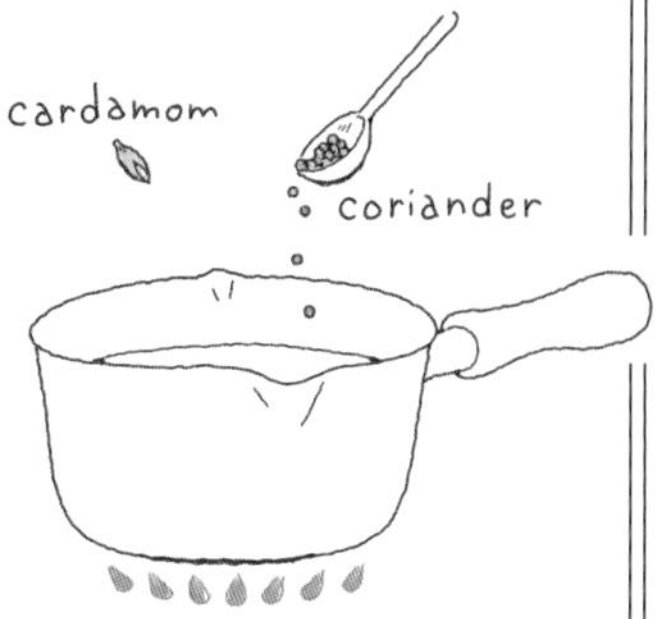

口の中をすっぱく感じたり、胸やけするときに。コリアンダー小さじ½、カルダモン1粒は切り目を入れ、水200㎖で5分ほど煮出して1日2杯ほど飲みましょう。ともに胃の炎症をやわらげて消化を助け、胃を保護してくれるスパイスです。

吐き気

生はちみつ+ライム+生しょうが

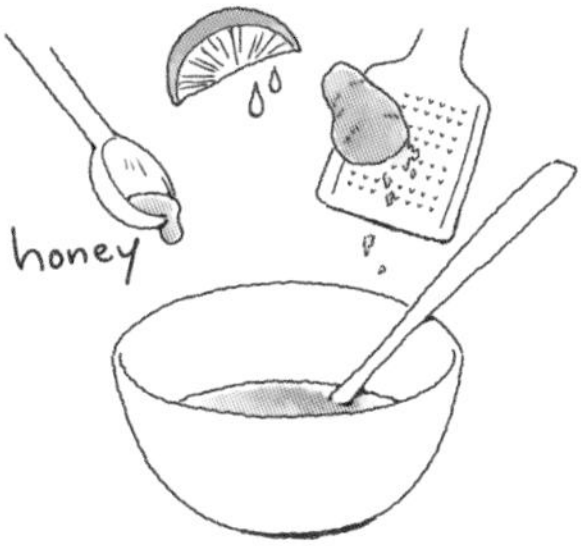

ピッタの増悪で起きやすい胃腸の症状には、軽い酸味でピッタを増やしにくいライムと、有効成分のジンゲロールが吐き気をやわらげる生しょうがのレメディーを。しょうがのすりおろし、ライムのしぼり汁、生はちみつ各小さじ½をまぜ、あればミントの葉1枚を加えてそのまま食べます。

ミントの生葉をかじる

鎮静・活性・解毒作用をあわせ持つミント。ピッタをしずめ、消化不良や吐き気など胃の不調に多く使われます。生葉2~3枚をそのままかじるほか、ドライのミントティーもおすすめ。

7

排泄を整える

アーユルヴェーダが考える健康の定義に「老廃物が適切に作られる・排出できる」ことがあります。自分の排泄物を観察することは、消化の状態をチェックするうえでも大切なこと。また生来の体質ごとに排泄物の傾向も変わり、ヴァータ体質は便が乾燥してかたく、お通じも不規則に。ピッタ体質は逆に軟便になりやすく、回数が多めです。カパ体質は便が粘着質になりやすく、残便感が残りがち。老廃物の滞りはさまざまな不調の原因になるため、日々の食事や生活習慣からスムーズな排泄に整えていきましょう。

おなかが張る・ガスがたまる

アジョワンティー

ヴァータを整え、おなかの張りやガス抜きに使われるアジョワンシード。小さじ¼を水200㎖で5分ほど煮出し、1日2杯ほど飲みましょう。ぜんそくや二日酔いなどにも効果が期待できます。

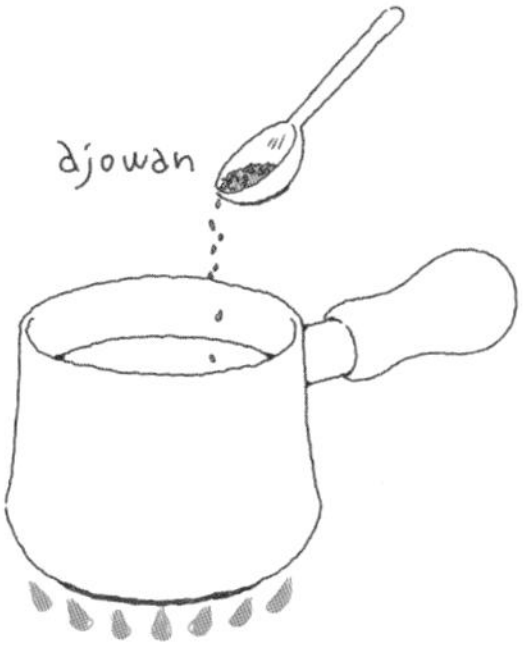

アジョワンのドレッシング

ギー大さじ2を熱し、アジョワンシード小さじ¼、腸内のガス抜きに効くスパイス・ヒング（またはにんにくのすりおろし）少々を炒め、玉ねぎのみじん切り½個分も加えてしっとりするまで炒めます。火を止めたらレモン汁大さじ1、岩塩適量を加えてドレッシングに。おなかの張りをとり除くアスパラガスとも好相性です。

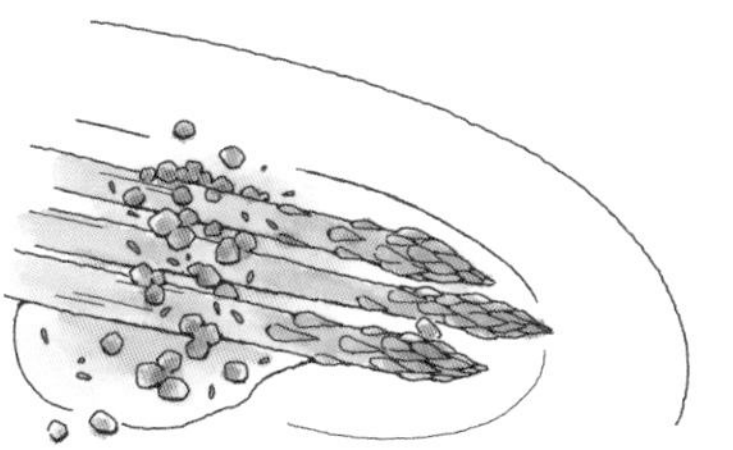

ヒングふりかけ

薬味のように使えるアジアン風味のふりかけは、めん類などにも好相性。しょうがのみじん切り小さじ1は、水分をとばすようにからいりを。クミンシード小さじ1、フェンネルシード・アジョワンシード各小さじ½、おなかの張りを抑えるヒング耳かき約1杯分も合わせてからいりし、冷めたらつぶして岩塩小さじ½を加えまぜます。食前に、白湯といっしょになめる方法もあります。

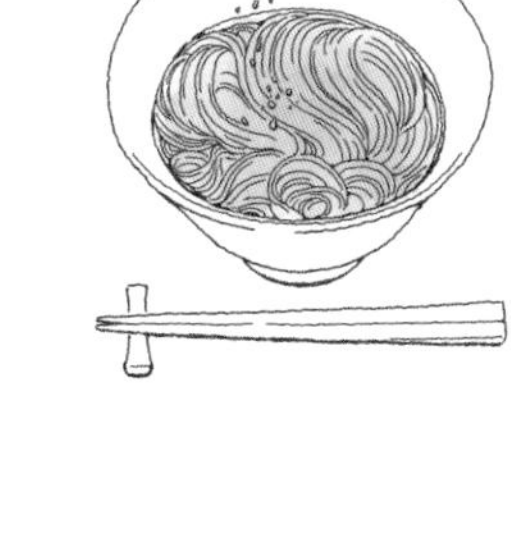

便秘

ヴァータタイプの便秘

冷えて乾燥した性質を持つヴァータ。大腸をつかさどるエネルギーでもあり、増えるとガスが増え、おなかが張ってコロコロ便の原因に。

レーズン水

ヴァータを鎮静する黒レーズンは、オイルコーティングされていないもの大さじ1程度を水200㎖に1晩漬けて。エキスを抽出した水を飲むだけでなく、ふやけたレーズンもよくかんで食べましょう。消化も低下しているときはミキサーでジュースにするほか、冷えが強い場合は温めても。

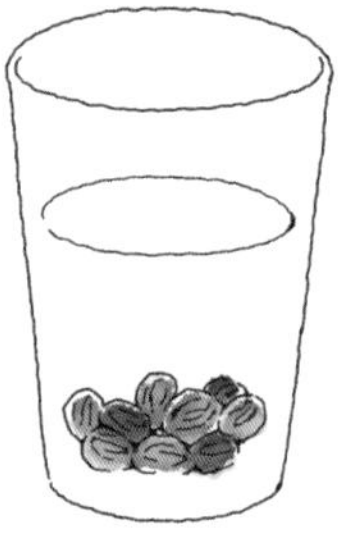

デーツギー

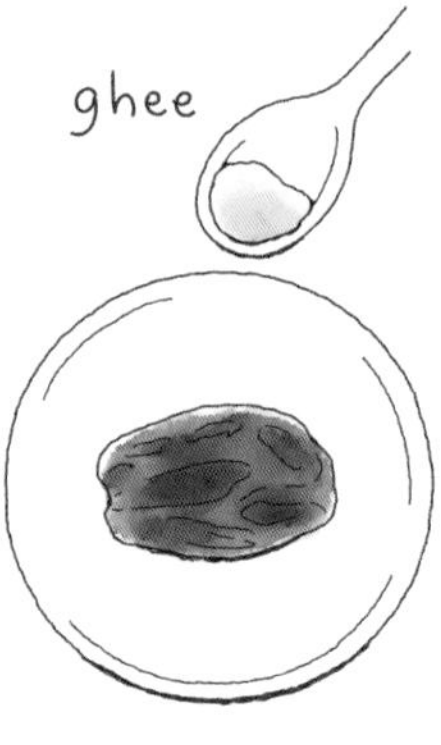

ヴァータとともにピッタも整えるデーツは、オージャスと呼ばれる活力素も増やす優良食材。かためタイプは水にしばらくつけてやわらかくし、つぶしてペースト状にしても。ギー少々をかけ、おやつに1日1~2粒分をよくかんで食べましょう。

カパタイプの便秘

ねっとり便が詰まった感じは、カパや毒素が増えすぎているサイン。食事の量を減らし、排出の力を高めていくことが大切です。

朝のレモン岩塩白湯断食

カパタイプの便秘対策は、まず食事量を減らすのが第一。排出の時間帯である朝は、体内の動きを促すレモンのスライス1〜2枚（無農薬の場合は皮をむかずに）、軽い刺激を与える岩塩少々を加えた白湯でデトックスを促すプチ断食を実践するのもおすすめです。

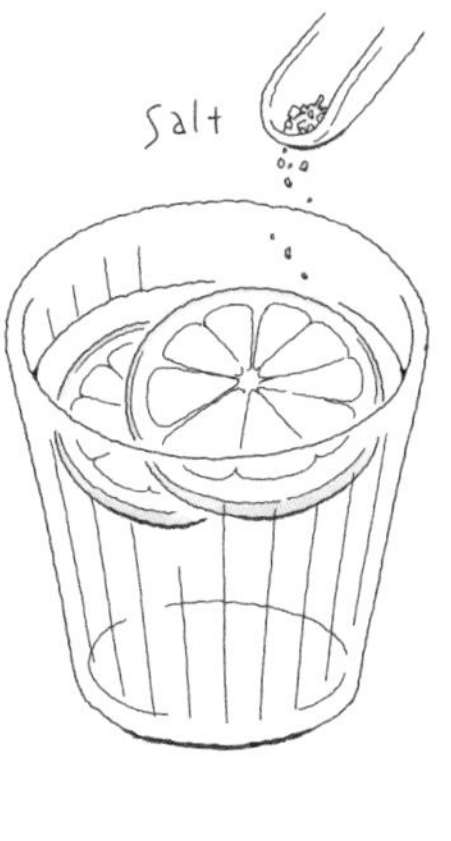

軟便

焦がしクミンティー

焦がすまでいったクミンのお茶は、軟便や下痢にもよく使われるレメディー。クミン小さじ½をこんがりするまでからいりし、水200㎖で5分ほど煮出して。麦茶のように飲みやすい風味です。

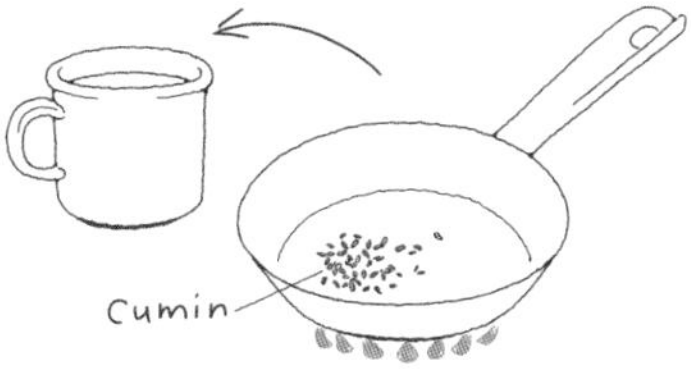

ローズジャムティー

ピッタの余分な熱を除くお茶。ドライローズペタル200㎖に水135㎖を加え弱火で10分、砂糖135㎖を加え白くなるまで煮てレモン汁大さじ1を加えひと煮立ち。大さじ1にお湯を注いで。

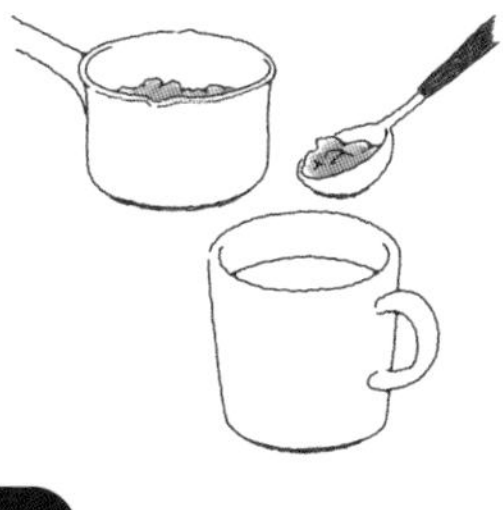

8

関節のケア

加齢とともに違和感が出やすい関節。もともとヴァータ体質の人は関節がポキッと鳴りやすいうえ、アーユルヴェーダの生命観では高齢期になるとヴァータが増え、乾燥と冷えが進んで関節が動きづらくなると考えます。

また、カパの増悪はむくみや体重増、滞りを招き、毒素が蓄積しやすく関節の負担に。まずは栄養がきちんと消化吸収できているか、生活習慣の見直しを。ピッタ性の急性で熱感のある関節トラブル以外は、冷えが大敵です。関節周辺を温めてケアしましょう。

ヴァータタイプの関節ケア

加齢・老化の影響が大きくあらわれるヴァータタイプの関節トラブル。
おすすめは、体の内外からオイルを浸透させて乾きや冷えを
鎮静させるケア。温かいスパイスのお茶のほか、
日々のオイルマッサージが予防になります。

- ☑ 全身が乾燥している
- ☑ 関節がよく鳴る
- ☑ 冷えが強まっている

セサミジンジャーオイル

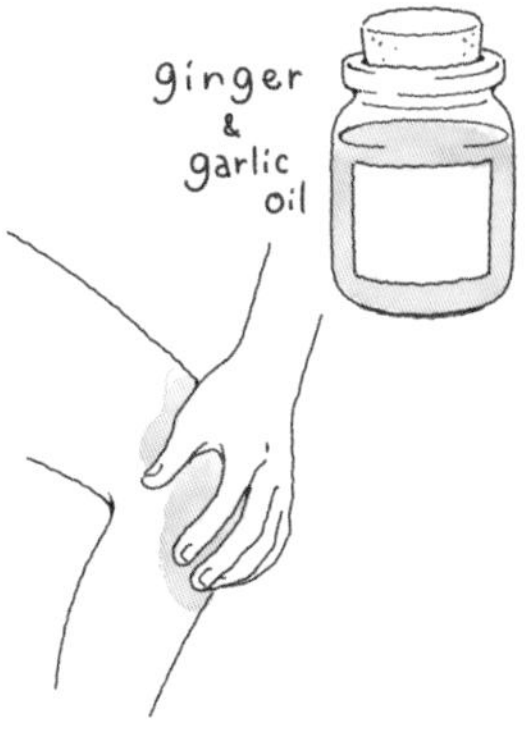

熱と滋養を与える成分を抽出して浸透させます。しょうが、にんにくは各1かけをみじん切りに。太白ごま油50㎖で弱火でカリッとするまで炒めたらこし、違和感のある部位に塗って30分ほどおき、流します。ただしにおいも刺激も強いので、肌が弱い人は避けて。

フェヌグリークジンジャーティー

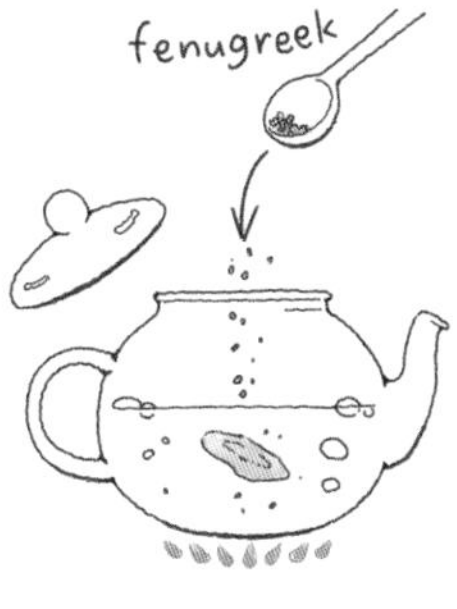

ヴァータとカパを鎮静するフェヌグリーク。ぬめり成分のサポニンを含み、女性ホルモンのエストロゲンに似た働きで肌や髪のケア、関節痛や痛みの緩和にも使われます。小さじ¼にドライジンジャー1枚、水200㎖を加えて沸騰させ、こして飲みましょう。

ピッタタイプの関節ケア

急な痛みで、患部に熱感があるのもピッタタイプの関節トラブルの特徴。
ひんやり感が心地いい湿布を使った冷性のケアで、
過剰な熱をとり除いて。以下でご紹介するケアに加えて、
ねったコリアンダーパウダーを湿布するのも効果的です。

- ☑ 急性の痛み
- ☑ 赤みや腫れがある
- ☑ 冷やすと気持ちがいい

サンダルウッド湿布

心身を鎮静する作用のほか、熱を下げて炎症を抑える消炎作用で知られるサンダルウッドを使った、ひんやり気持ちいい湿布です。パウダーに少量の水を加え、かためにねったペーストをガーゼにのばし、関節に貼ってラップでおおい、15分くらいおいたら洗い流して。

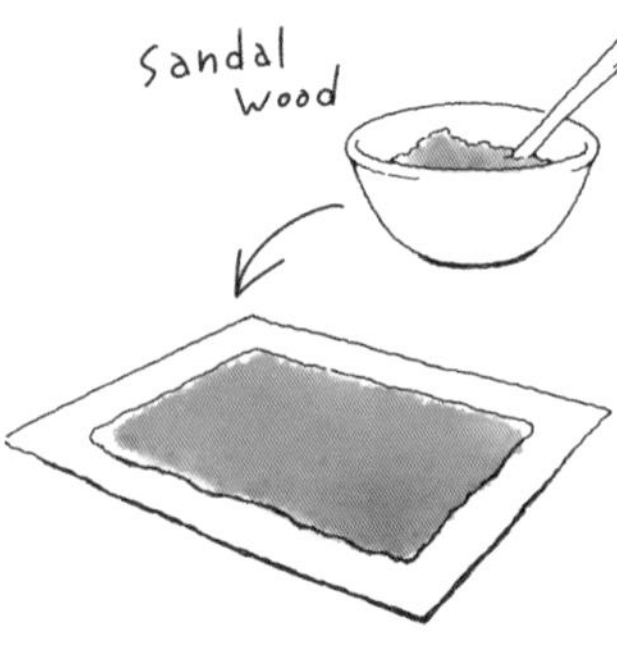

アロエターメリック湿布

外用として傷ややけどなどに使われるアロエベラに、抗炎症・鎮痛作用のあるターメリックを加えて。皮をむいてペースト状につぶしたアロエベラとターメリックを6対1の割合でまぜ、ガーゼにのばして痛みや熱のある部分に15分くらい貼って湿布しましょう。

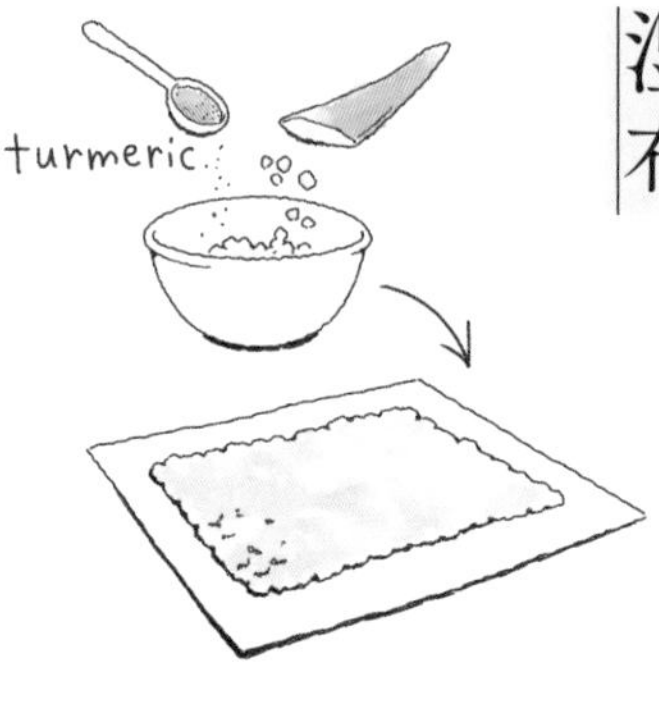

カパタイプの関節ケア

水のエネルギーが過剰になって関節の動きが制限されたり、
周辺がむくんでかたくなったりするカパタイプ。
冷えと重さをとり除き、
軽さと温かさを与えるケアで鎮静させましょう。

- ☑ こわばった感じがする
- ☑ 重たい痛みが続く
- ☑ かたい腫れ＋むくみ感

アムラパウダーマッサージ

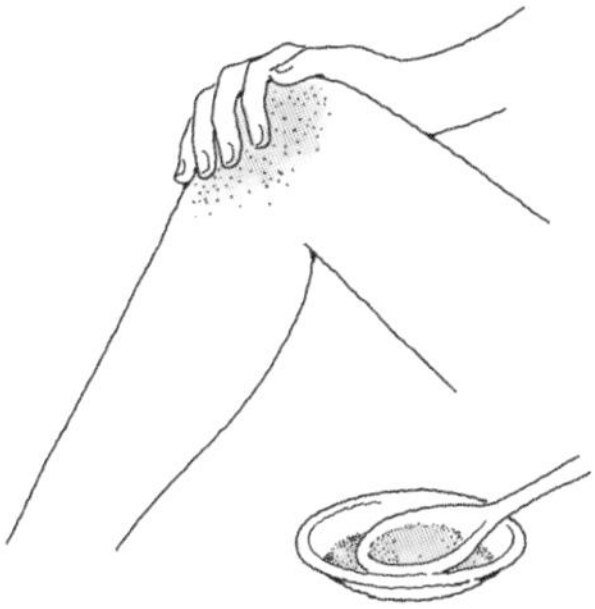

アーユルヴェーダで重用されるアムラ。温かいパウダーでさすると、カパによる重さや冷えを改善します。ひざの場合はパウダー大さじ2ほどを湯せんで温め、患部に振りかけてやさしくなでるようにマッサージを。ビニールや新聞紙を敷いておけば片づけが楽です。

いりフェヌグリークコーヒー

関節痛にも用いられるフェヌグリークで飲むケアを。軽くからりして乳鉢やブレンダーなどで粉末に。コーヒーフィルターで小さじ¼ほどに熱湯を注いでドリップしましょう。お好みで黒糖少々を加えるとコーヒーのような風味で、その苦みがカパを軽減します。

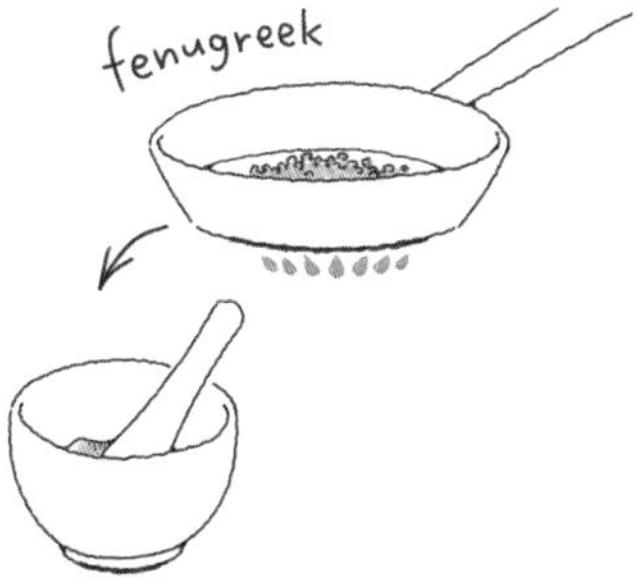

9

女性の悩みに

女

性ホルモンのバランスは、月のリズムや年齢とともに揺れ動くもの。こうした変動にはヴァータのエネルギーがかかわり、生理や更年期のトラブルにつながります。普段からストレスを減らして規則正しい生活を送るなど、まずヴァータを乱さない生活を心がけましょう。またホルモンバランスが乱れると、ドーシャが増悪した際の不調が出やすい傾向にあります。たとえば更年期ののぼせ、PMSのイライラなどはピッタが増悪した状態。それぞれの体質や原因に合わせたケアで、乱れたバランスを整えていきたいですね。

貧血

パンチャナッツ

パンチャは数字の5を意味し、5種類の材料を使って血液を生み出す活力のもとになる、アーユルヴェーダのスーパードリンクです。アーモンド5粒、カシューナッツ3粒、レーズン5粒、デーツ1〜2個、くるみ1粒はすべて100mℓ程度の水に1晩つけ、アーモンドは皮をむきます。ナッツ類と水に牛乳100mℓを加えてジューサーにかけ、鍋で温めて。単体で飲みましょう。

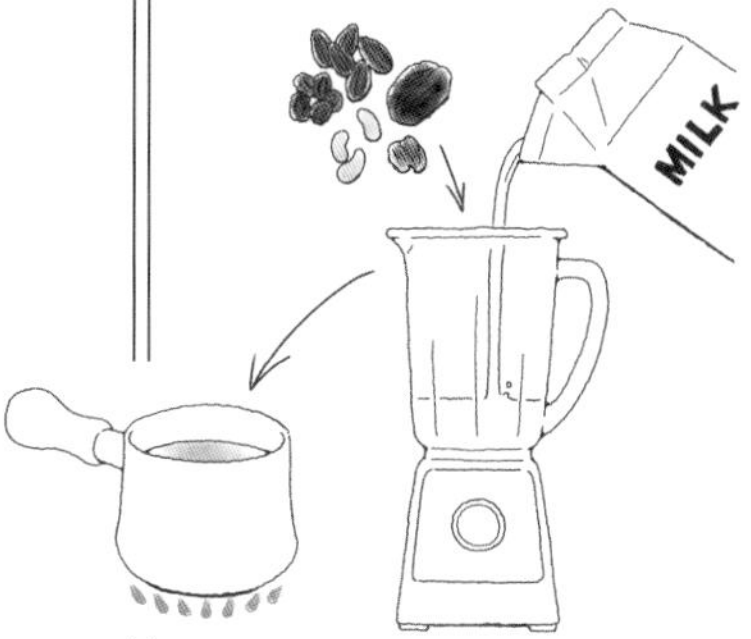

ビーツコンフィチュール

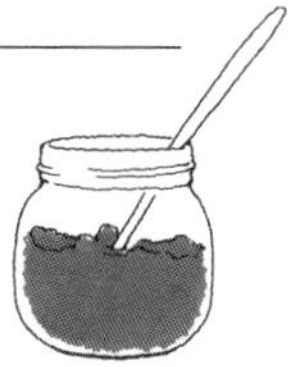

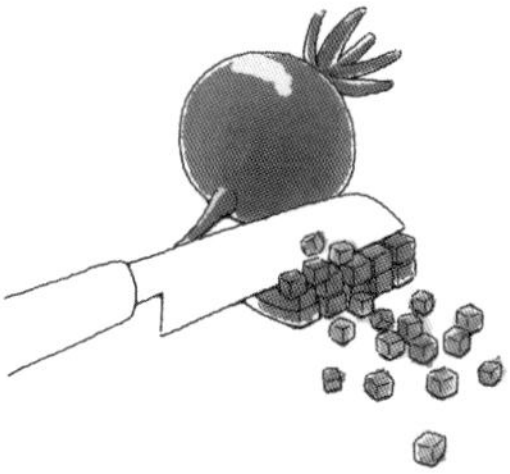

「食べる輸血」「奇跡の野菜」とも呼ばれ、鉄分や葉酸などのビタミン群や赤い色素の抗酸化成分が豊富なビーツ。1個分(300g)を角切りにして砂糖100gをまぜ、しばらくおいて汁が出たらレモン汁大さじ1を加えて弱火で煮ます。そのまま食べたり、スイーツや料理に添えてどうぞ。

ナッツとスパイスのふりかけ

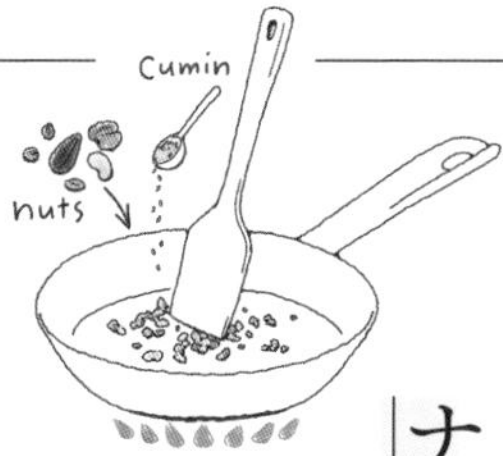

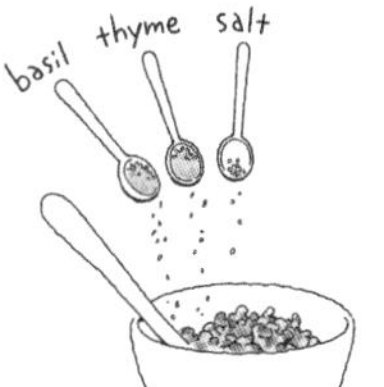

鉄分を多く含むハーブやスパイス類を合わせたふりかけは、サラダやスープにも好相性。お好みのナッツひと握り分、クミン小さじ2をからいりし、すり鉢などでつぶしてドライバジル、ドライタイム各小さじ2、岩塩適量を加えて。

生理不順

シャタバリ黒糖チャイ

「１００人の夫を持つ妻」という呼び名があるほど、女性の生殖器の若返りや滋養強壮に効果があるというハーブ・シャタバリ。特に牛乳といっしょにとるのがよいとされ、チャイにもぴったり。シャタバリ小さじ½を水１００㎖で5分ほど煮出し、牛乳１００㎖と黒糖小さじ1を加えて温めます。シャタバリがパウダーの場合はまぜるだけでOK。

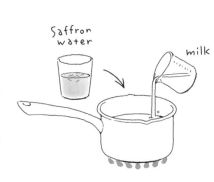

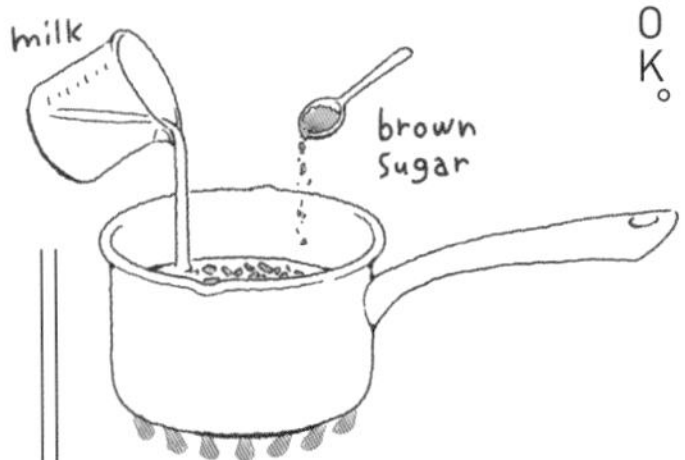

サフランミルク

生理不順や生理痛、更年期症状にも多く使われるサフラン。ひとつまみを水１００㎖につけて30分ほどおき、牛乳１００㎖を加えて温めたらデーツシロップなどで甘みをつけて。温めた牛乳のしっとりした甘さとともに、生理不順を招くヴァータの乱れも整えます。

黒ごま黒糖キャンディー

アーユルヴェーダでは滋養強壮にも使われる黒ごま。ミネラル豊富な黒糖とともに、乱れたヴァータを整えます。小さめのフライパンで黒ごま、黒糖各大さじ2、水大さじ1をごく弱火でどろっとするまでまぜながら加熱し、クッキングシートに広げて四角く成形したら温かいうちにカットして。

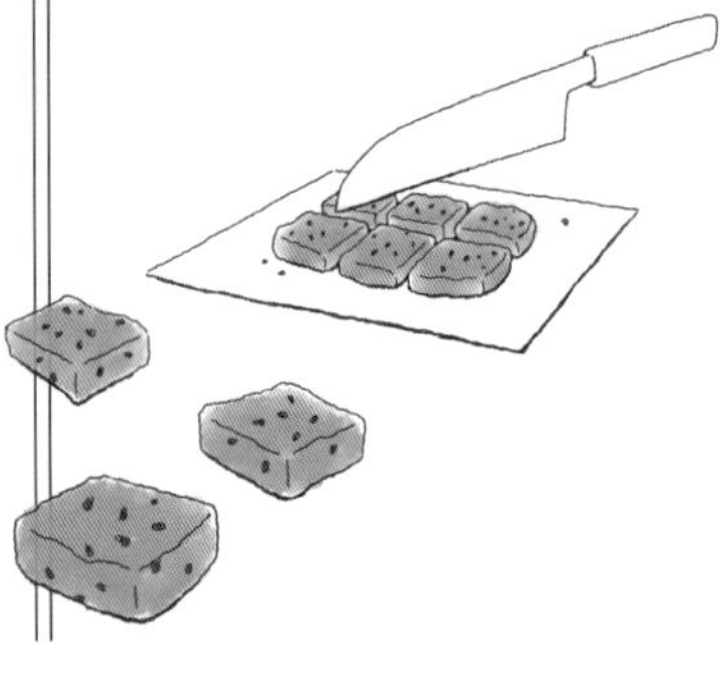

更年期の悩み

不安・あせり
デーツとローズのスイーツ

相性抜群のカルダモンとローズが心を安定させ、甘みと滋養で乱れたヴァータを落ち着かせるおやつです。ドライローズペタル少々と砕いたナッツ（ローストか水に半日ほど漬けたもの）大さじ1、カルダモン少々、生はちみつ少々をまぜてまとめ、デーツに詰めて。

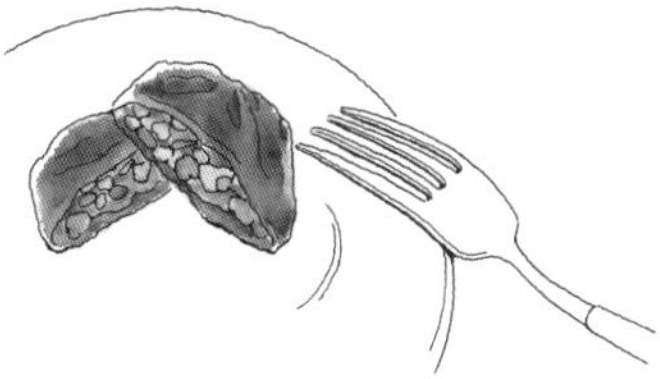

のぼせ
ローズティー

のぼせはヴァータの影響で自律神経が乱れ、ピッタの火があおられて燃え上がった状態。ピッタの鎮静に使われるドライローズペタル小さじ1に熱湯200㎖程度を注ぎ、3分ほど蒸らして飲みましょう。優雅な香りそのものにも鎮静効果があります。

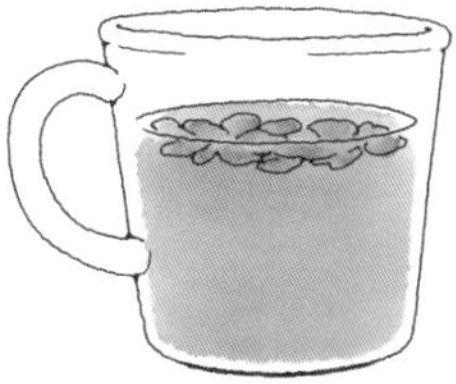

だるさ・眠気
トリカトゥ白湯

重く停滞した性質を持つカパが増えすぎて起きるだるさや眠気には、ジンジャー・ブラックペッパー・ロングペッパーを配合したトリカトゥ（p.43）ひとつまみを加えた白湯がおすすめ。ピリっと刺激のある辛みが熱と動きを与え、カパの重さを軽減してくれます。

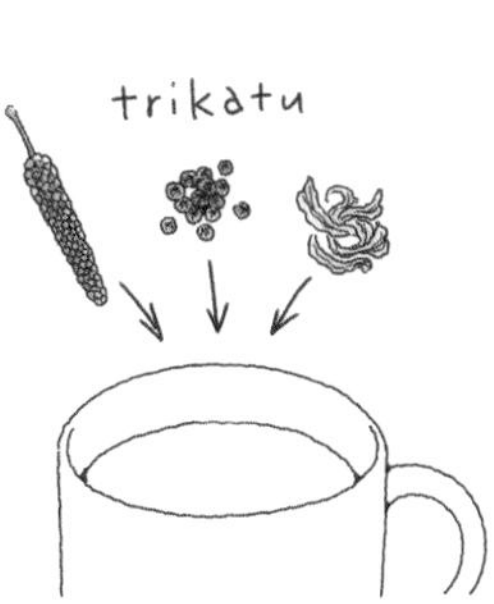

10

むくみのケア

体

に水分がたまって足がパンパンに張ったり、重だるく感じたり……。そもそもむくみは、血液や体液（リンパ液）の循環がうまくいかずに滞って細胞間に余分な水分がたまった状態です。

むくみの原因はさまざまですが、アーユルヴェーダでも体質や環境、食生活などを多角的に見て、水分調整のバランスをくずす要因にアプローチします。特に水のエネルギー・カパが増えると、動きが鈍くなって体液の流れが停滞しやすくなります。外側の環境を見直すとともに、体の内側から原因に対処できるケアをとり入れましょう。

熱むくみ

冷えむくみ

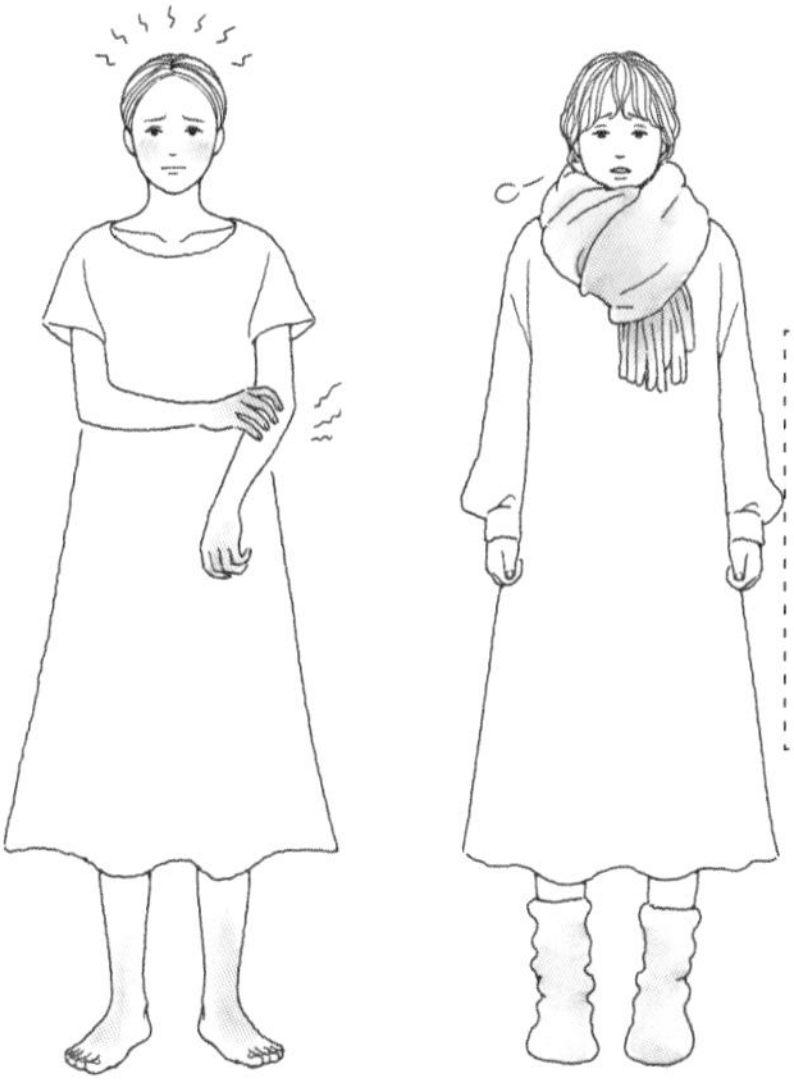

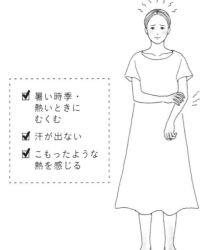

- ☑ 暑い時季・熱いときにむくむ
- ☑ 汗が出ない
- ☑ こもったような熱を感じる

↓

過剰な熱を逃がして排出する

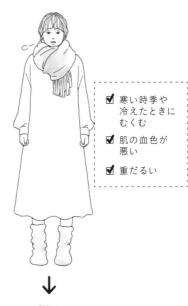

- ☑ 寒い時季や冷えたときにむくむ
- ☑ 肌の血色が悪い
- ☑ 重だるい

↓

温め、めぐりをよくする

むくみの原因はさまざま

ドーシャの影響から見て、むくみへの対策は大きく2種類に分かれます。ひとつは「冷えむくみ」タイプへのケア。冷たく重い停滞の性質を持つカパが増えると体液が滞り、また同じく冷たい性質を持つヴァータが乱れると、乾燥や寒暖差なども影響して冷え、血流の低下がむくみを招きます。体を温めて停滞した動きを促進しながら、排出力を高めていきましょう。

もうひとつのタイプは、火のエネルギー・ピッタが過剰になって血液がドロドロになる「熱むくみ」。暑くても汗をかけない、手足がほてるなどは体内の熱がかたよっているサインです。ここで無理に冷やしたり、汗をかこうと温めたりするのは逆効果。こもった熱を逃がして排出するケアを心がけて。

冷えむくみ

ブラックペッパー緑茶

緑茶には、カリウムやカフェインによる利尿作用でたまった水分を排出する働きが。苦みと渋みにブラックペッパーの辛みを合わせたダブルの効果で、増えたカパを軽減します。緑茶小さじ1に軽く砕いたブラックペッパー2〜3粒を加えて熱湯を注ぎ、3分ほど蒸らして飲みましょう。

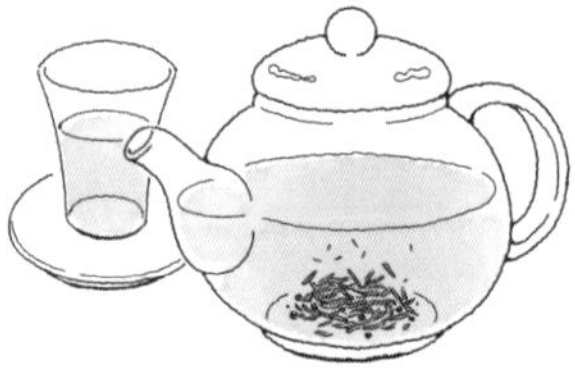

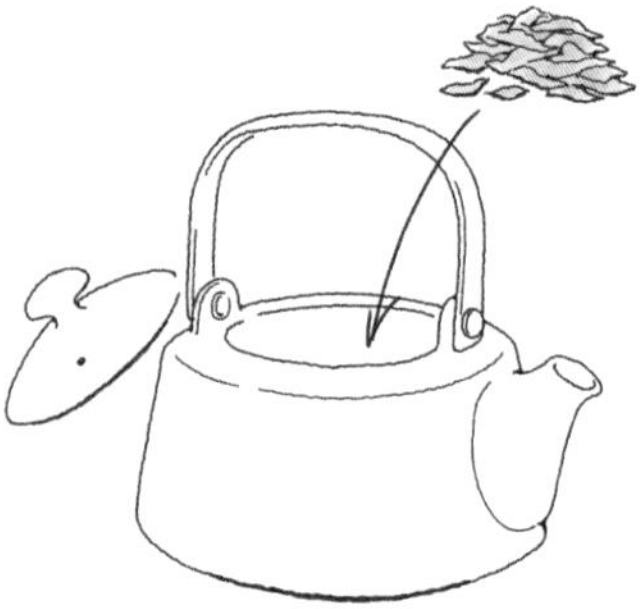

ドライしょうが茶

冷たく湿った性質を持つカパの増悪による冷えむくみには、体に熱と乾燥を与えるケアが効果的。抗菌作用が強い生しょうがに比べて、温め効果が高いドライジンジャーは特におすすめです。小さじ1を目安に、水400㎖で5分ほど煮出したお茶でどうぞ。

絹手袋のマッサージ「ガルシャナ」

カパの重さをとり除く、絹手袋を使った乾布摩擦が「ガルシャナ」。リンパマッサージと同じ方向で心臓（体の中心）に向かい、毛穴に逆らって下から上の向きに、シャッシャッと音を立てながら軽やかにさすって往復させて。おなかは時計回りに。ひざ下のケアだけでも足が驚くほど軽くなります。

熱むくみ

コリアンダーレモンバームティー

ピッタを鎮静するコリアンダーとレモンバームを合わせた爽やかなお茶。コリアンダーシード小さじ½を水200㎖で3分ほど煮出したら、生のレモンバーム3枚（ドライなら小さじ½）を加え、数分蒸らして。高いデトックス効果で、余分な水分を排出します。

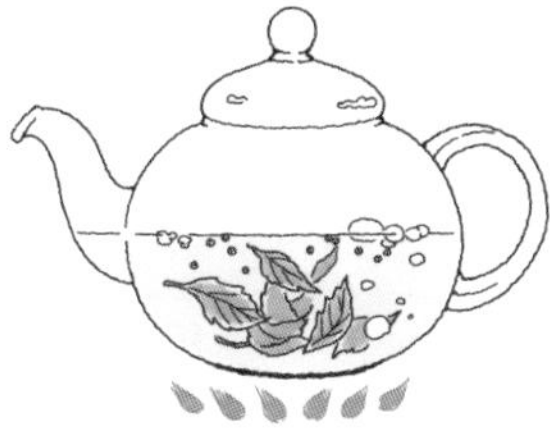

とうがんジュース

ピッタの鎮静効果で知られ、利尿作用のあるカリウムも豊富なとうがんを、さらっと軽い味わいのおいしいジュースに。とうがん50gを水150㎖で透明になるまでゆで、冷ましたら生はちみつ、レモン汁各小さじ1を合わせてミキサーに。体の余分な熱をとりながら、排出を促してくれます。

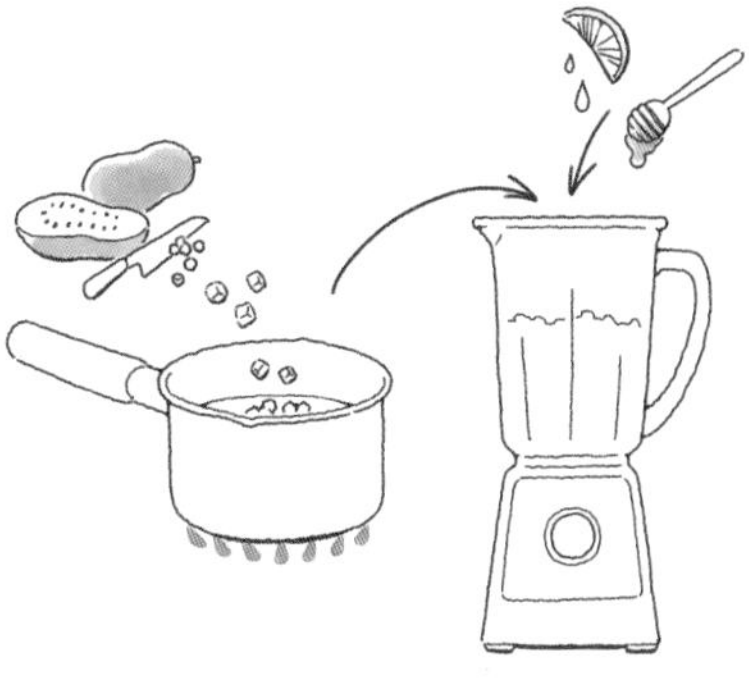

足裏ギークリームマッサージ

ギー小さじ1にローズマリー蒸留水10〜20㎖（多めのほうがギー特有のにおいがやわらぎます）を少しずつ加え、すりまぜてなじませます。最初のうちは水分をはじきますが、じっくりまぜて白っぽくなればOK。足裏に塗って休むと、下にたまった熱を逃がしてめぐりを改善してくれます。

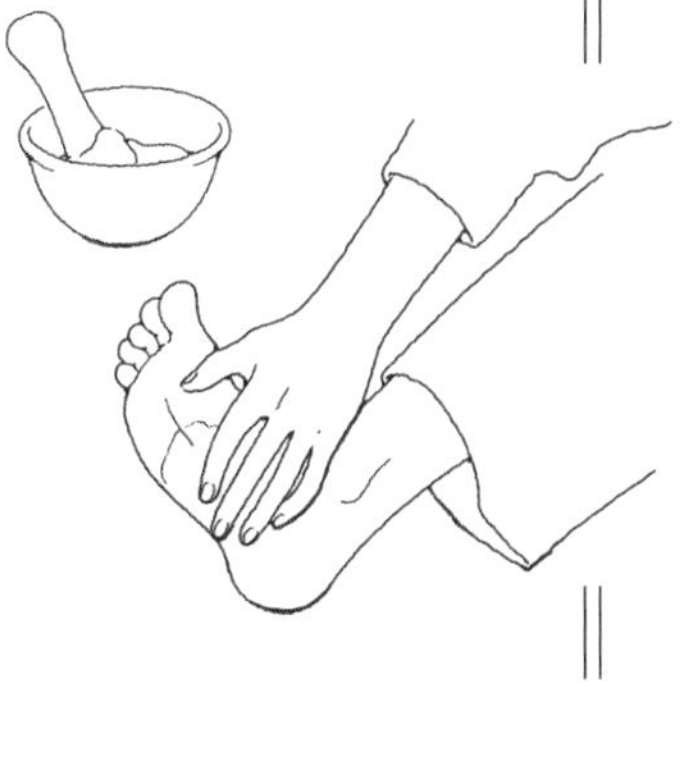

11

睡眠の質を上げる

ア

ーユルヴェーダでは1日の間でもドーシャのバランスが変化し、時間帯ごとに適した過ごし方があると考えます（p.119）。また、どのドーシャが乱れても睡眠の質は低下するもの。まずは起床時間をそろえ、夜はゆっくり過ごすなどの基本的な生活リズムを大切にするよう心がけましょう。

カパの時間帯にあたる夜は、心と体を緊張から解き放つドリンクや香りの効果でリラックスを。さらに続く夜中は、ピッタの時間帯。夜ふかしで頭が活性化してしまわないよう、安らかに眠りにつける睡眠前の習慣もぜひとり入れて。

スリープシロップ

ドーシャの乱れを整え、心身を鎮静させるハーブやスパイスのシロップ。

寝る1時間くらい前に飲むことで、安らかな眠りに導いてくれます。

カモミール＋フェンネル

自律神経を整えるカモミールとフェンネルをブレンド。特にピッタやカパの影響による精神的なアンバランスを整え、安定した気分に落ち着かせます。

【材料＆飲み方】

ドライカモミールとフェンネルシードを3対1くらいの割合でびんに入れ、材料にしっかりかぶるように生はちみつを注ぎます。煮沸消毒した清潔なスプーンでたまにかきまぜ、3日後くらいから飲めます。小さじ1をそのままなめるか、常温の水またはぬるま湯100㎖で割って。

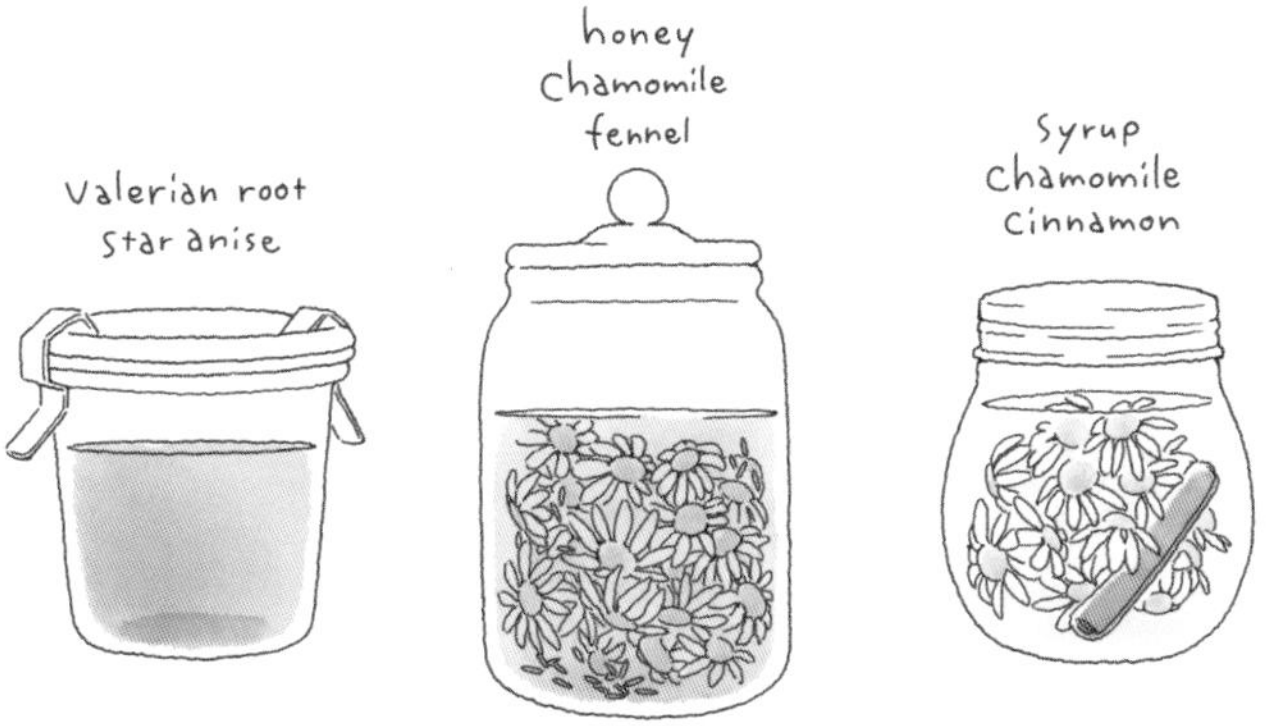

バレリアンルーツ＋スターアニス

バレリアンの根は古代からヨーロッパで鎮静や催眠を促すために重用されてきた薬草。ストレスやイライラの緩和、ホルモンバランスの改善にも効果があるとされるスターアニスと合わせた、温め作用もあるスパイシーな味わいのシロップです。

【材料＆飲み方】

バレリアン大さじ1、スターアニス1個に水200㎖を加えて弱火で7分ほど煮出し、黒糖大さじ2を入れてとけたら、レモン汁大さじ1を加えて1分ほど煮れば完成。小さじ1をお湯で割って飲みましょう。

カモミール＋シナモン

ヴァータの鎮静に効果的な寝る前のリラックスドリンク。カモミールは炎症を抑える作用もあり、ピッタにもおすすめです。

【材料＆飲み方】

ドライカモミール大さじ1にシナモン½本の割合でびんに入れ、材料がしっかりかぶるようにお好みのシロップ（メープルシロップ、デーツシロップ、キトゥル＝孔雀椰子の花蜜など）を注ぎます。たまに煮沸消毒した清潔なスプーンでかきまぜ、3日後くらいでシナモンをとり出します（カモミールはそのままでOK）。ホットミルクやお湯にまぜて。

※シロップは冷蔵庫で7日間ほど保存できます。

おやすみドリンク

牛乳には、「睡眠ホルモン」と呼ばれるメラトニンの材料になる
たんぱく質・トリプトファンが豊富に含まれます。
温かいミルクのドリンクとともに、
寝る前のリラックス時間を楽しんで。

シナモンホットミルク

精神を鎮静させながらリラックスさせるホットミルク。特に乱れたヴァータとピッタを穏やかに落ち着かせてくれます。就寝の1時間くらい前に飲むのがおすすめ。


【材料＆飲み方】

温めた牛乳にシナモン少々を振りかけて。お好みできび砂糖や黒糖などの甘みを加えて飲みましょう。

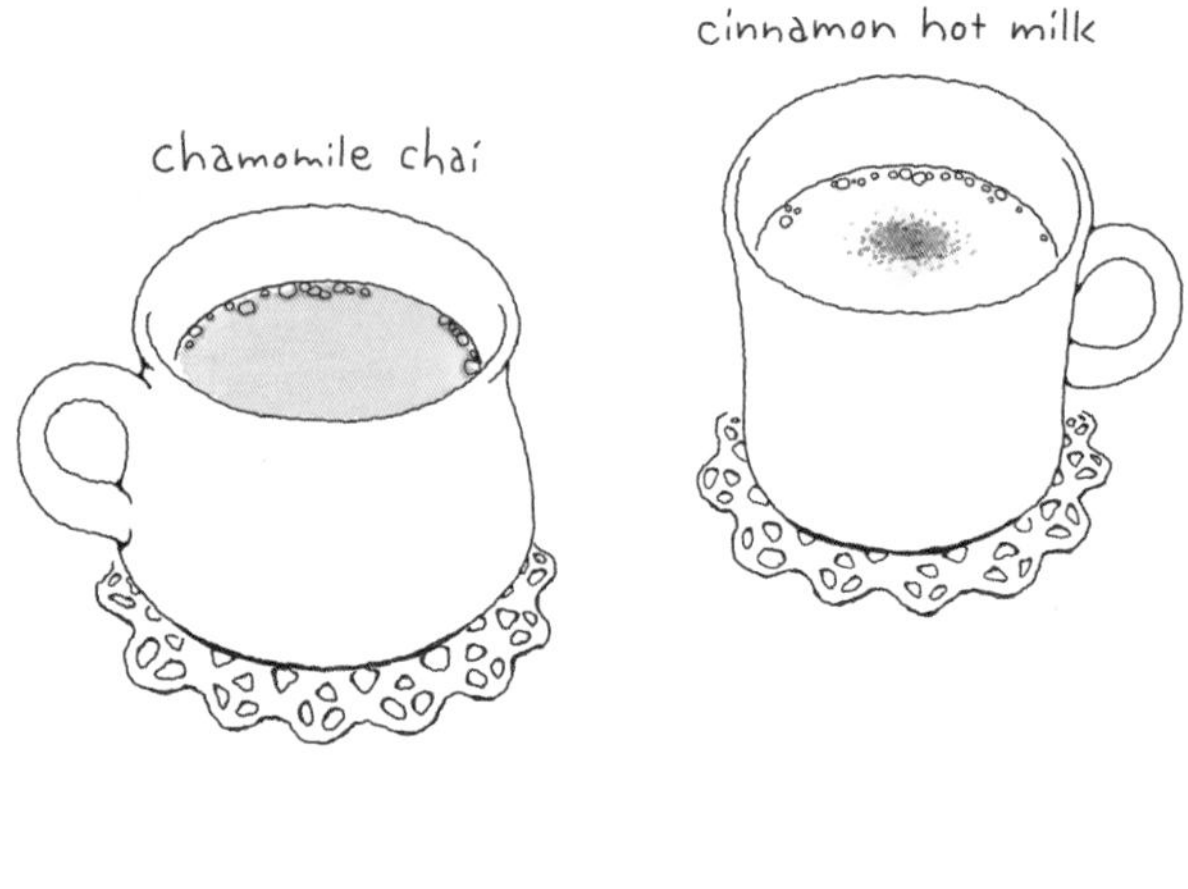

カモミールチャイ

心身の緊張をしずめる働きにすぐれたカモミール。温かいミルクと合わせて安眠をもたらします。

【材料＆飲み方】

ドライカモミール小さじ1、シナモン¼本を水100mℓで5分ほど煮出し、こしたらお好みのミルク100mℓを加えて温めます。お好みで甘みを加えて（特にメープルシロップが好相性です）。

入眠レメディー

入眠ペースト

不眠や頭痛などを招く、神経系の興奮を鎮静するサンダルウッド。パウダーを少量の水でねったペーストをこめかみやおでこに塗ってしばらくおき、ゆっくりと呼吸を整えましょう。その香りとともに深いリラックスへと導かれます。

入眠ルームスプレー

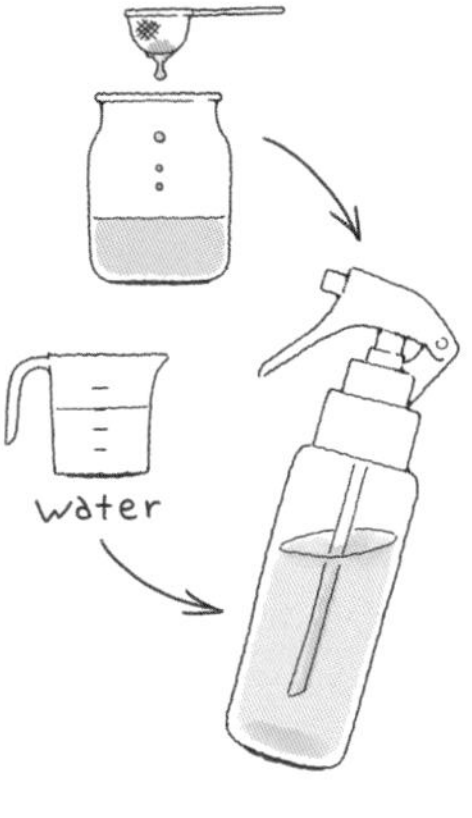

寝室や枕元にスプレーすると、華やかで甘い花の香りがヴァータやピッタを鎮静して心身がリラックス。キンモクセイが満開になる秋のタイミングで花をつみ、びんにふんわり詰めてウォッカなど度数の高いアルコールをかぶるまで注ぎます。ときどき振りながら材料が出ないように1週間ほど漬け込み、精製水で10倍ほどに薄めて。

入眠アイマッサージ

適量のギーをまぶたと眉間にのせ、指でゆっくり円を描くようにクルクルとマッサージを。アーユルヴェーダの施術におけるエネルギー的な観点では、自分から見て反時計回りに行うのもコツ。体の力がふっと抜け、心身の緊張がゆるんで心地いい眠りに導かれます。

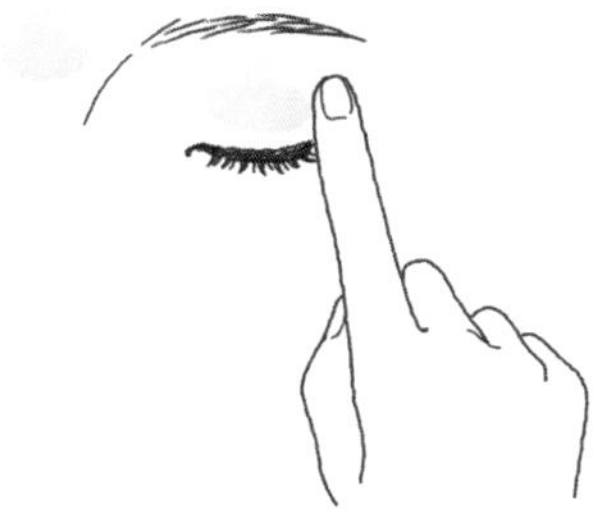

入眠サシェ

ラベンダーやカモミール、オレンジの皮などをお好みでブレンド。みかんの季節には、皮を乾燥させた陳皮もおすすめです。お茶袋などに入れ、枕元に置いて香りのリラックス効果を楽しみましょう。

12

体調管理に

アーユルヴェーダが考える健康な状態とは、まず自分の体質をつくるドーシャのバランスが整っていること。これが消化力を高め、体の組織を作りながら、〝オージャス〟と呼ばれる活力素が生まれると考えられるのです。

ドーシャは季節やそのときの環境によっても左右されるもの。特に冷えや乾燥が強く、風邪が流行する時季はヴァータ（風）のエネルギーが優勢に。乱れやすくなるヴァータのケアとともに、抗菌&抗酸化、免疫力アップ効果の高いスパイスやハーブを暮らしの中で積極的にとり入れていきましょう。

風邪の予防に

ターメリックうがい

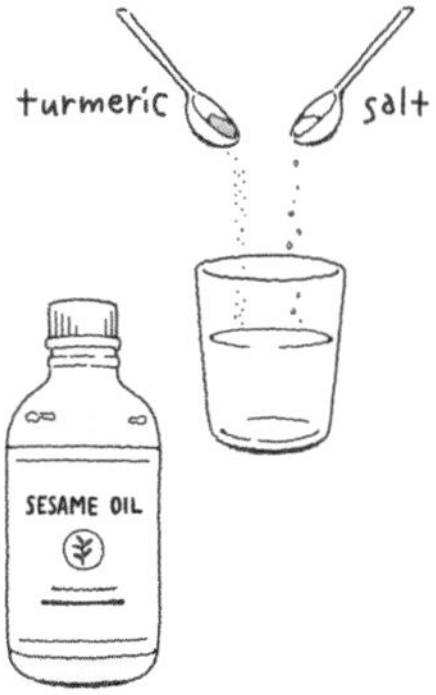
turmeric
salt
SESAME OIL

水200㎖にターメリックパウダー・岩塩各小さじ½をまぜたうがい液は抗菌・消炎作用が高く、帰宅後のケアにぴったり。乾燥しがちな秋冬は、キュアリングしたオイル（p.22）大さじ1を口に含み、もくもぐ動かしてうがいを。粘膜に浸透して強化し、口内のうるおいを保ちます。最後はティッシュなどに吐き出しましょう。

白湯をちょこちょこ飲む

体内の水分が不足すると風邪をひきやすく、体調管理に乾燥は大敵。ポイントは渇きに気づいてから水を一気に飲むのでなく、白湯をボトルで持ち歩くなどし、1日の中でこまめに飲むこと。乾いた体を内側からうるおし、温めて。

レーズンとトゥルシーのティー

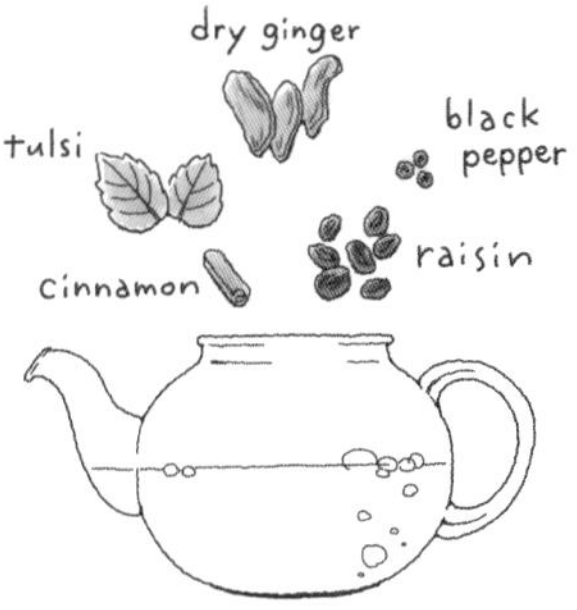
dry ginger
tulsi
black pepper
raisin
cinnamon

免疫力を高めるコロナ対策として、インド政府伝統医学省（AYUSH）がゴールデンミルク（p.78）などとともに提案。トゥルシー（ホーリーバジル）を使った、ほんのり甘く飲みやすいお茶です。

レーズン（黒）小さじ1、トゥルシーはドライで小さじ1・生葉なら3~5枚、黒こしょう3粒（軽くたたいて）、シナモン¼本、ドライジンジャー2~3枚に水400~500㎖を加え、7分ほど煮出してこせば2杯分のでき上がり。

毎日の体調管理に

生はちみつシロップ

風邪が流行する季節や秋冬にとても重宝する、抗菌&免疫効果の高い材料を組み合わせたスパイスシロップです。生はちみつ50g、しょうが（すりおろし）大さじ1、ターメリックパウダー小さじ1、レモン汁½個分をまぜ、食間や寝る前に1日2回、小さじ1杯分をそのままなめましょう。作りおきは冷蔵庫で1週間ほど保存OK。

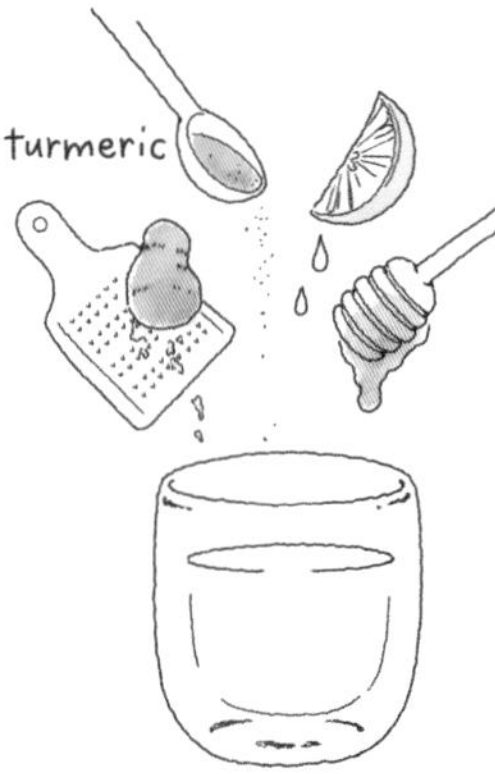

ターメリックラテ

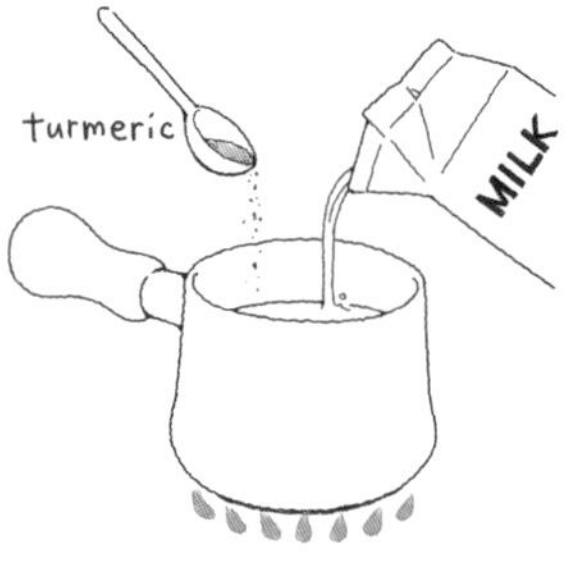

別名を「ゴールデンミルク」といい、免疫力アップのほか眠りの質を高める効果でもよく知られます。水200㎖とターメリックパウダー小さじ½を弱火で5分ほど加熱したら、お好みのミルク200㎖を加えて沸騰直前まで温め、お好みの砂糖を加えましょう。シナモンやジンジャーパウダーをプラスしてもおいしいですよ。

アムラティー

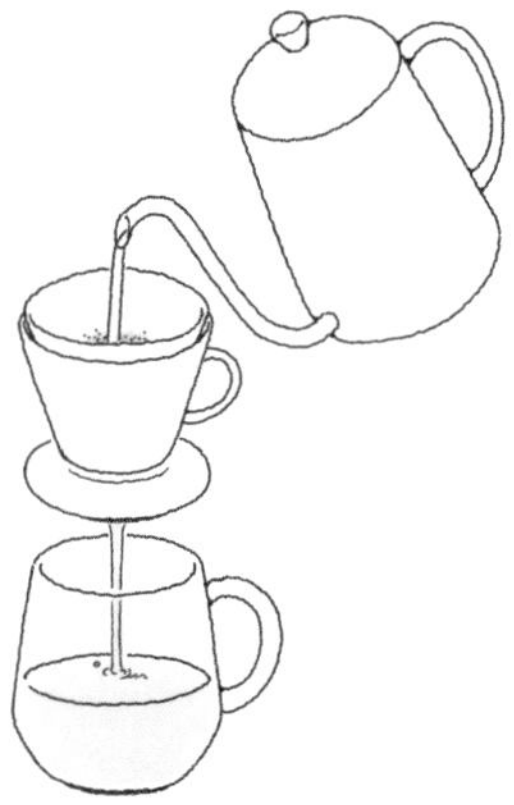

アーユルヴェーダで重宝されるアムラは、熱に強いビタミンCやポリフェノールが豊富。パウダー小さじ½をコーヒーフィルターに入れ、熱湯200㎖を注いでドリップするとマイルドで飲みやすくなります。抽出後に残ったアムラは肌や髪のパックに活用しても◎。

チャイづくりで風邪予防

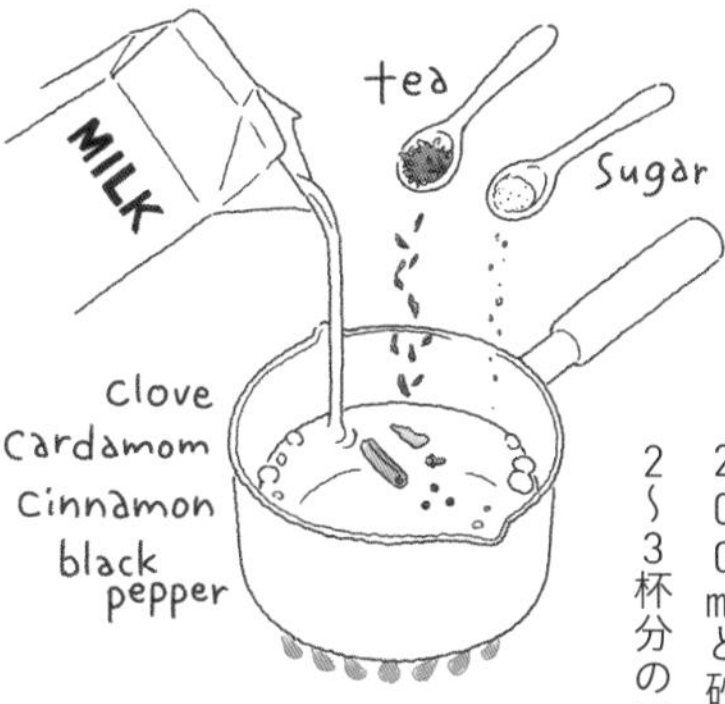

ほっとひと息、休憩したいときに。しっとりした甘みがヴァータを鎮静します。作っている間はスチームが加湿しながらお部屋にただよい、スパイスの抗菌効果も期待できますよ。お好みのスパイス（シナモン½本、カルダモン1個、クローブ1粒、ブラックペッパー3粒など）を水200㎖で色がつくまで煮出したら、紅茶の葉小さじ2～3杯を加え、お好みのミルク200㎖と砂糖適量を加えれば2～3杯分のでき上がり。

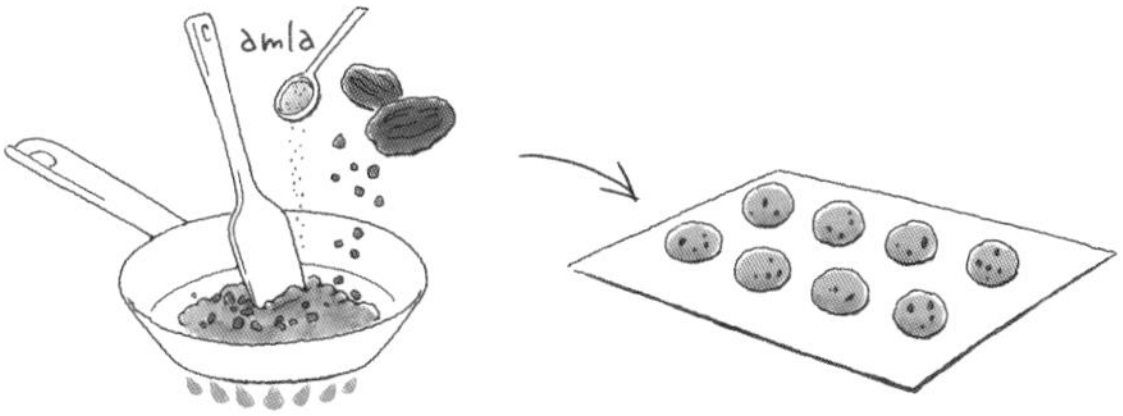

アムラキャンディー

免疫・抗炎症作用のあるアムラをキャンディーに。舌で転がしながらなめると、乾燥したのどをうるおしてくれます。黒糖、水各大さじ2を合わせて小さめのフライパンで加熱し、煮詰めたらみじん切りにしたデーツ2個分、アムラパウダー大さじ1、塩ひとつまみを入れて、やや固まってくるまで煮詰めます。広げたクッキングシートにスプーンで落とし、冷めて固まってきたらキャンディー状に丸めて完成。固まりにくい場合は、冷蔵庫で冷やしてから丸めましょう。

Column

cordial

体調管理コーディアル

ヴァータが乱れやすいとき

- ☑ 秋冬、乾燥が強い時季
- ☑ 手足の冷えが強いとき
- ☑ 不規則で忙しい日が続いたとき

アップルジンジャーコーディアル

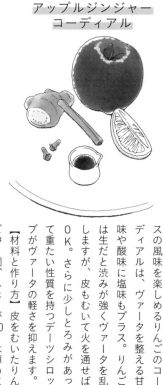

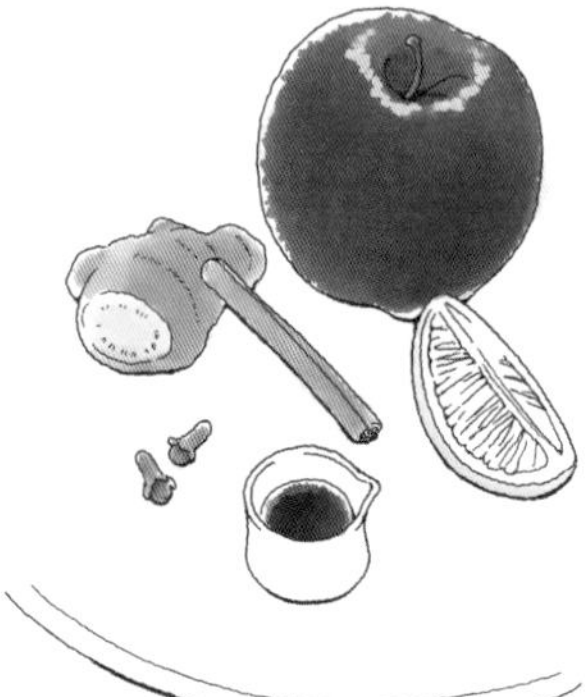

飲むと体がじんわり、ふわっと温まって持続しやすい温性スパイスの風味を楽しめるりんごのコーディアルは、ヴァータを整える甘味や酸味に塩味もプラス。りんごは生だと渋みが強くヴァータを乱しますが、皮もむいて火を通せばOK。さらに少しとろみがあって重たい性質を持つデーツシロップがヴァータの軽さを抑えます。

【材料と作り方】皮をむいたりんご中1個、しょうが30gは薄めに切り、砂糖30gと岩塩ひとつまみをまぶします。30分ほどで水分が出たら、鍋にデーツシロップ30mℓ（またはつぶしたデーツ5粒）、シナモン1本、クローブ1個、水200mℓを合わせて加熱。沸騰したら弱火でたまにまぜながら、水分が減りすぎたら少量足して15分ほど煮、火を止める直前にレモン汁大さじ2を加えてしぼるようにこします。残った具材は料理のソースなどに活用しても美味。

＊コーディアル1：お湯1の割合で、1回につきショットグラス1杯量を目安に飲みます。

＊濃さはお好みで調整を。ジュースのように薄めたり、炭酸で割ってもおいしいです。

＊冷蔵保存で3～4日を目安に飲みきりましょう。保存期間を長くしたい場合は砂糖の量を増やして。

カパが乱れやすいとき

- ☑ 晩冬や春先
- ☑ 眠気が強く、むくみやすい時季
- ☑ 生活がマンネリぎみなとき

グレープフルーツジンジャーコーディアル

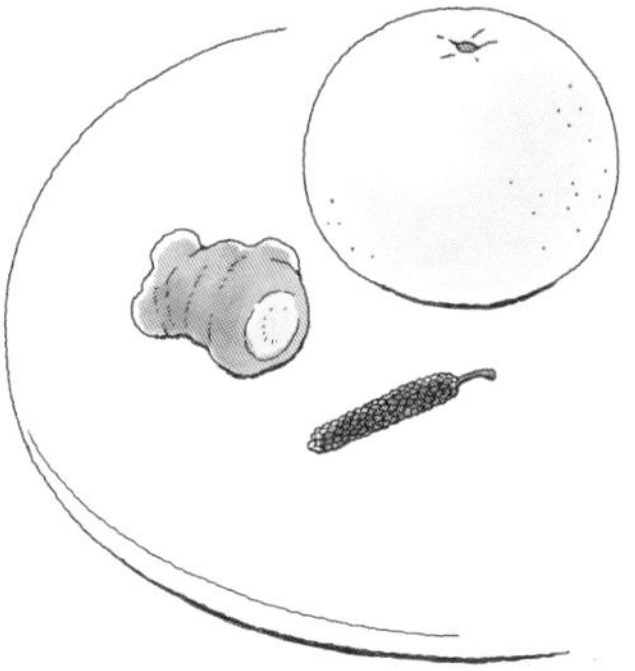

カパを整える苦み・渋み・辛みがそろった、ガツンと刺激的なコーディアル。頭がシャキッと目覚めるような味で血行も促され、体が温まって動きが出ます。グレープフルーツの香りは幸福感をもたらし、体内の余分な水分を排出。カパの増加によるむくみの緩和やデトックスにも◎です。渋みを抑えたい人は薄皮をとり除いて。

【材料と作り方】グレープフルーツ1個は薄皮は残して小さめに切り、薄切りのしょうが30gとともに砂糖50gをまぶします。30分ほどで水分が出たら、鍋にロングペッパー1本（たたいてつぶす）、水２００mℓを合わせて加熱。沸騰したら弱火でたまにまぜながら、水分が減りすぎたら少量足して15分ほど煮、しぼるようにこして。

ピッタが乱れやすいと

- ☑ 初夏、暑い時季
- ☑ 皮膚に赤み系のトラブルが出やすいとき
- ☑ やるべきことが多いとき

ストロベリーレーズンコーディアル

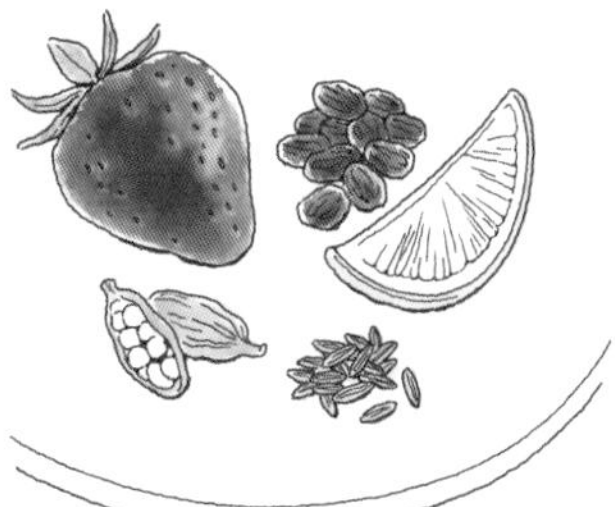

初夏が旬のベリー類やレーズンはピッタを整える果物です。いちごが手に入らない時季はラズベリーやブルーベリーなどでも。フルーツの風味に爽やかなスパイスが加わり、ほんのりした渋みが残るあと味で口の中はさっぱり。リラックスしたいときにおすすめです。

【材料と作り方】いちご小20粒（約２００g）はあらく切り、レーズン約20粒（大粒ならちぎる）と砂糖30gをまぶして。30分ほどで水分が出たら鍋にカルダモン1粒（軽くつぶす）、フェンネル小さじ½、水１００mℓを合わせて加熱し、沸騰したら弱火でたまにまぜながら水分が減りすぎたら少し足し、15分ほど煮ます。火を止める直前にレモン汁大さじ1を加え、果肉はつぶします。

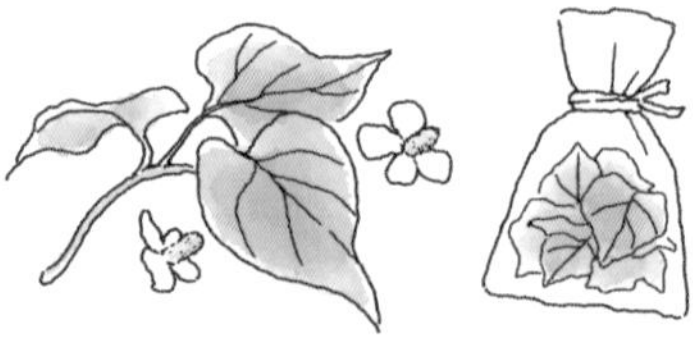

Chapter 2

ボディと肌、髪のお手入れ

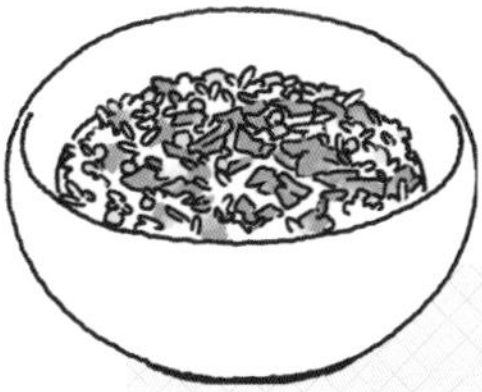

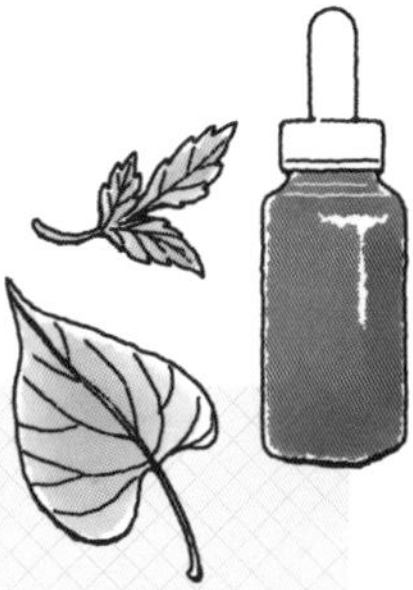

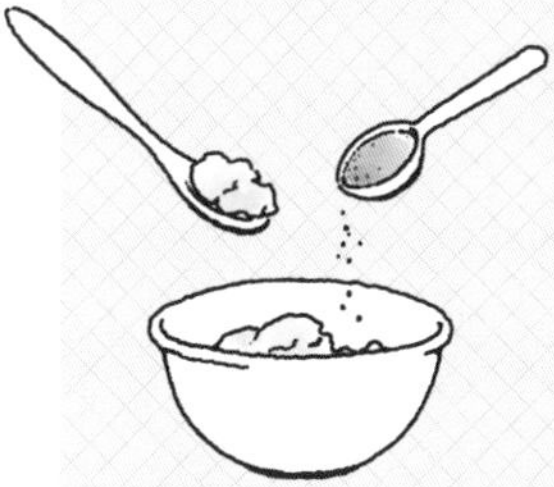

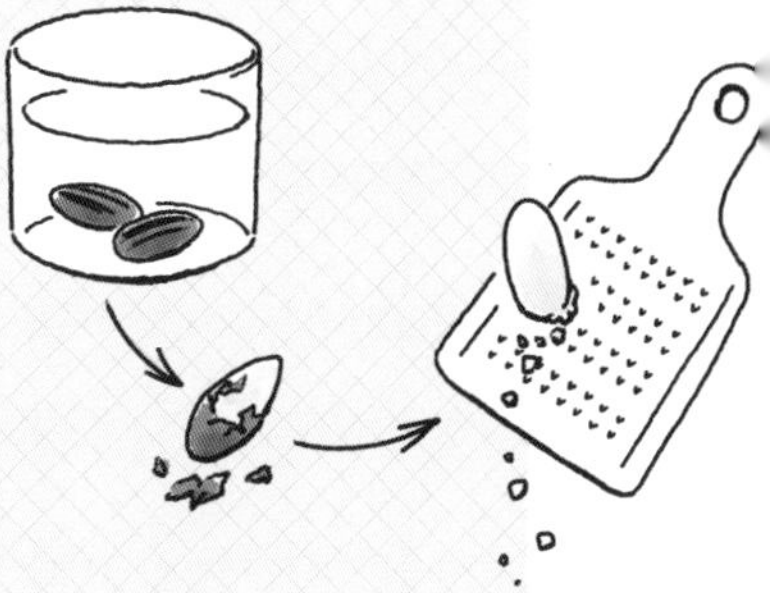

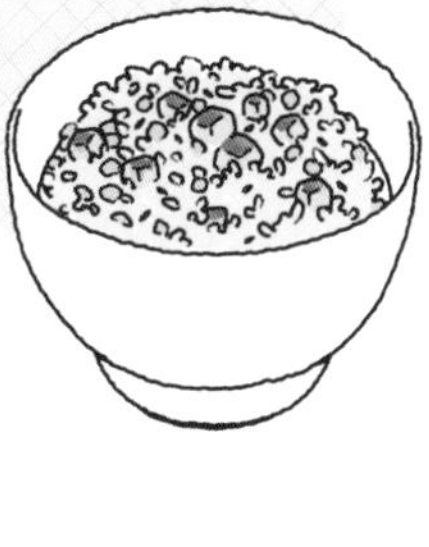

台所薬局の優秀アイテムでやさしく心地いいセルフケアを

肌

や髪は、そのときの体調をチェックできるバロメーターのようなもの。私たちの体と心の状態は日々、天気のように変動するものですが、肌や髪も同様です。

体の内側で起きる不調のサインは見きわめづらいですが、たとえば体の外側で最も観察しやすい肌がカサカサしてきたら、それは乾燥の性質を持つヴァータが増えたサイン。アーユルヴェーダではいまの状態をこうしてトータルに判断していきます。日々、肌を目で見てさわって確認することが健康チェックとして習慣になると、自分を観察することがもっと上手に。体の内側からも外側からも、健康的な若々しさや美しさを生み出すための方法が、そこからきっと見えてくるはずです。

さらにアーユルヴェーダには、身近にある安心な食材を使った体の外側のケアがさまざま。天然の食材やハーブ、スパイスなどを使ったスキンケアやヘアケアのアイテムは、技術が進化した現代でも、インドの女性たちにとても人気があるんですよ。

実際に使ってみると、化学的に合成された既製の化粧品にはないマイルドな使い心地と、その効果に驚く人はとても多いもの。特に年齢を重ねてくると、台所薬局のナチュラルなケアの心地よさを実感し、使い続ける人が多いように感じます。

ただし使用感には個人差があるため、最初はパッチテスト（p.24）を行って確認をしましょう。いまの自分の体の声を聞きながら、身近にあるもので体を整えて、自分にフィットする生活習慣としてとり入れていけるといいですね。

1

ボディケア

インドの思想には〝肉体は魂の乗り物である〟という考えがあり、体を通して魂（＝自分の本質）がさまざまな経験をすると考えます。そんな体をいたわり、メンテナンスするのは生きるうえでとても大切なこと。特にボディの表面は外気の影響を受けやすく、皮膚をいつも心地いい状態に保つケアを心がけたいものです。

皮膚は五感のうち、ヴァータに対応する触覚にかかわります。気持ちよく感じるタッチのセルフマッサージで自分を大切に扱うと、ヴァータが整って心が安定。自己肯定感のアップにもつながります。

ヴァータタイプのボディケア

乾燥・冷え・軽さなどが特徴のヴァータタイプ。保湿＆保温、
重くこってりといった逆の性質を持つテクスチャーでバランスを整えて。

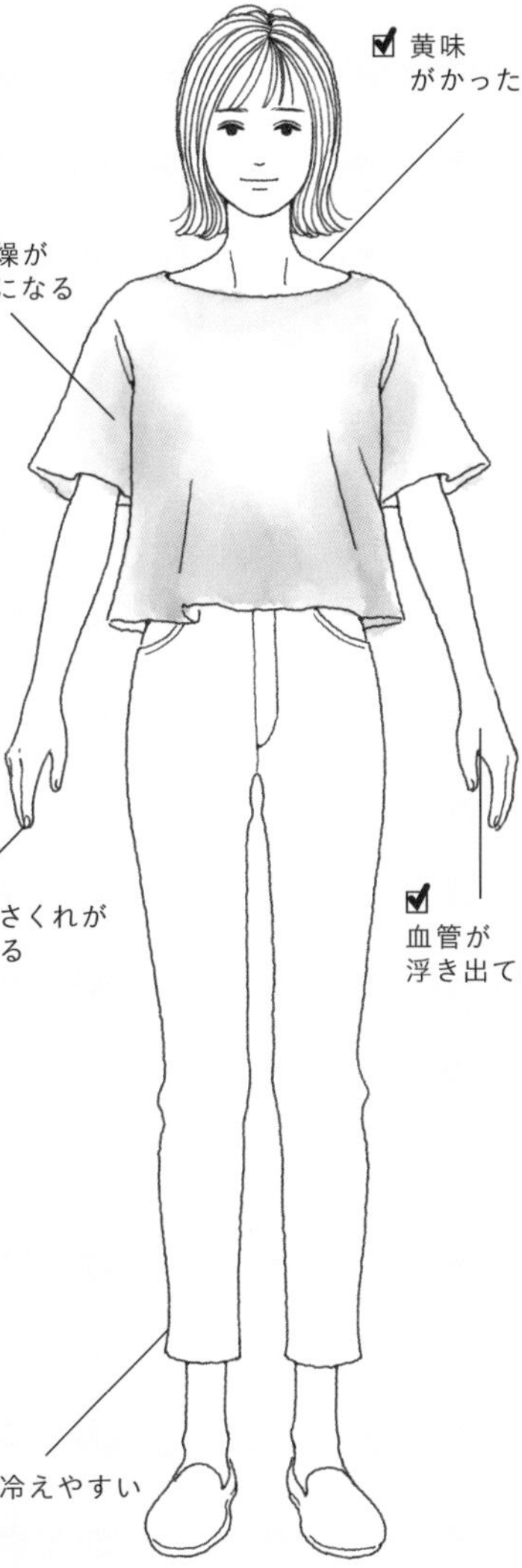

セサミオイルクリーム

ヴァータのケアにぴったりのセサミオイルですが、浸透率が高いだけに乾燥が強い真冬は肌表面が乾燥することも。こってり系のバターをまぜると、肌をコーティングするような質感になって乾燥を防ぎます。

【材料＆使い方】セサミオイル10㎖、湯せんでやわらかくしたシアバターまたはカカオバター15ｇをよくまぜて。オイルマッサージ後にもおすすめです。

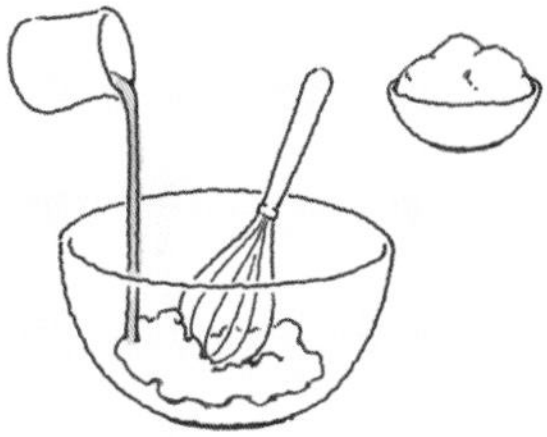

セサミオイルマッサージ＋入浴

冷え・乾燥が強いヴァータタイプには、体の内側まで浸透してうるおいを与え、保温効果も高いセサミオイルのマッサージが最適。キュアリングした太白ごま油（p.22）を心臓から体の外に向かってマッサージするように塗り込みましょう。時間がなければ頭・耳・足の３カ所だけでもOKです。

行うのは朝がいいといわれますが、夜寝る前もおすすめ。浸透率が上がるため、オイルを塗ったあとは湯船や温タオルなどで温めて。ゆっくりマッサージして体をいたわることがヴァータの鎮静につながります。

ピッタタイプのボディケア

熱がこもって敏感肌に傾いたり、かゆみも出やすいピッタタイプ。

刺激を減らし、熱を上手に冷ましながら適度な保湿を心がけて。

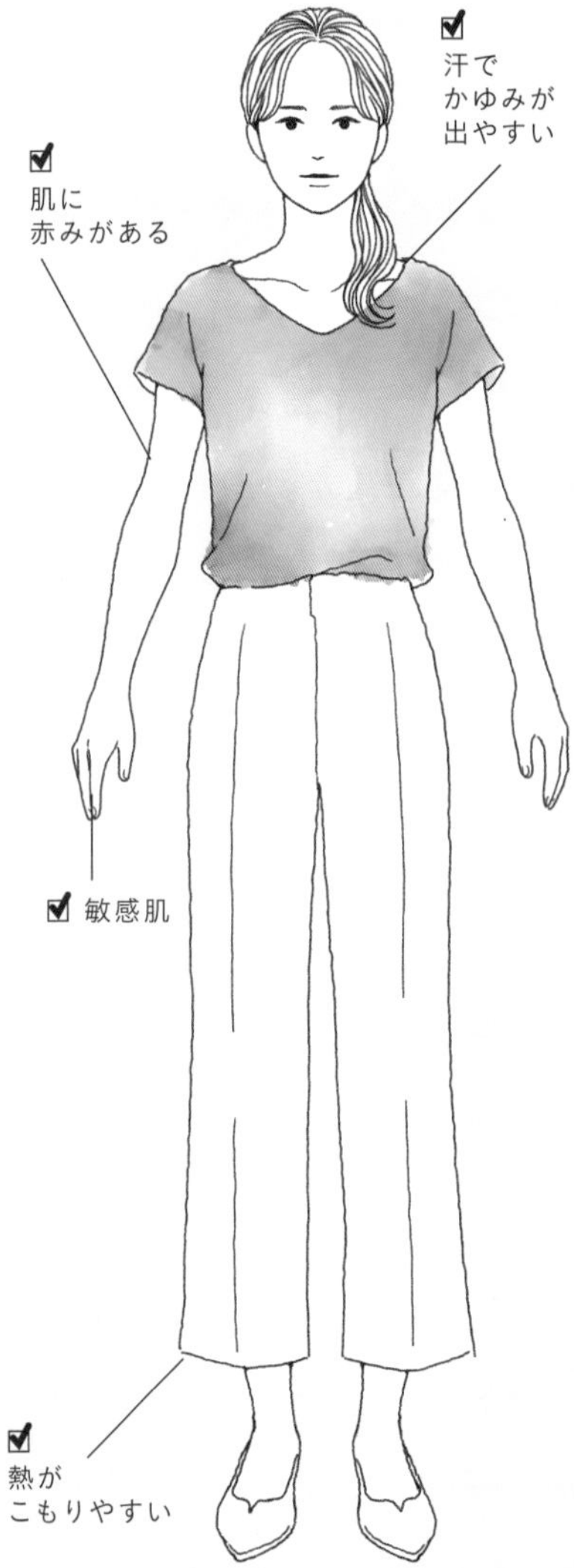

ココナッツオイルハニー

肌に水分を与えながらクールダウンする、夏におすすめのボディケア。表面はさっぱりしながら、うるおいのある肌に整えます。


【材料＆使い方】

ココナッツオイルと生はちみつを4対1の割合でまぜます（アロエペースト適量を加えると美肌・整肌効果がアップ）。全身にのばしてマッサージ後、15分ほどおいたらぬるま湯でさっと流して。

ハーブウォーターローション

熱がたまりやすいピッタタイプにおすすめのハーブウォーターは、単体で使うと乾燥しやすいのが難点。オイルと生はちみつを加えて肌にうるおいをとどめましょう。ハーブウォーターは肌を鎮静するローズ、月桃、ネロリなどがピッタに向いています。


【材料＆使い方】

ハーブウォーター200㎖、オイル（スイートアーモンドやアルガン、ホホバなどがおすすめ）またはグリセリン、生はちみつ各小さじ1/4程度をまぜてスプレーボトルへ。よく振って使いましょう。

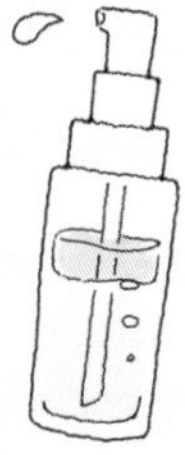

カパタイプのボディケア

皮膚は厚めで丈夫なタイプですが、冷えやベトつきには注意。
血行を促して温め、重さをとり除きながら活性化してあげましょう。

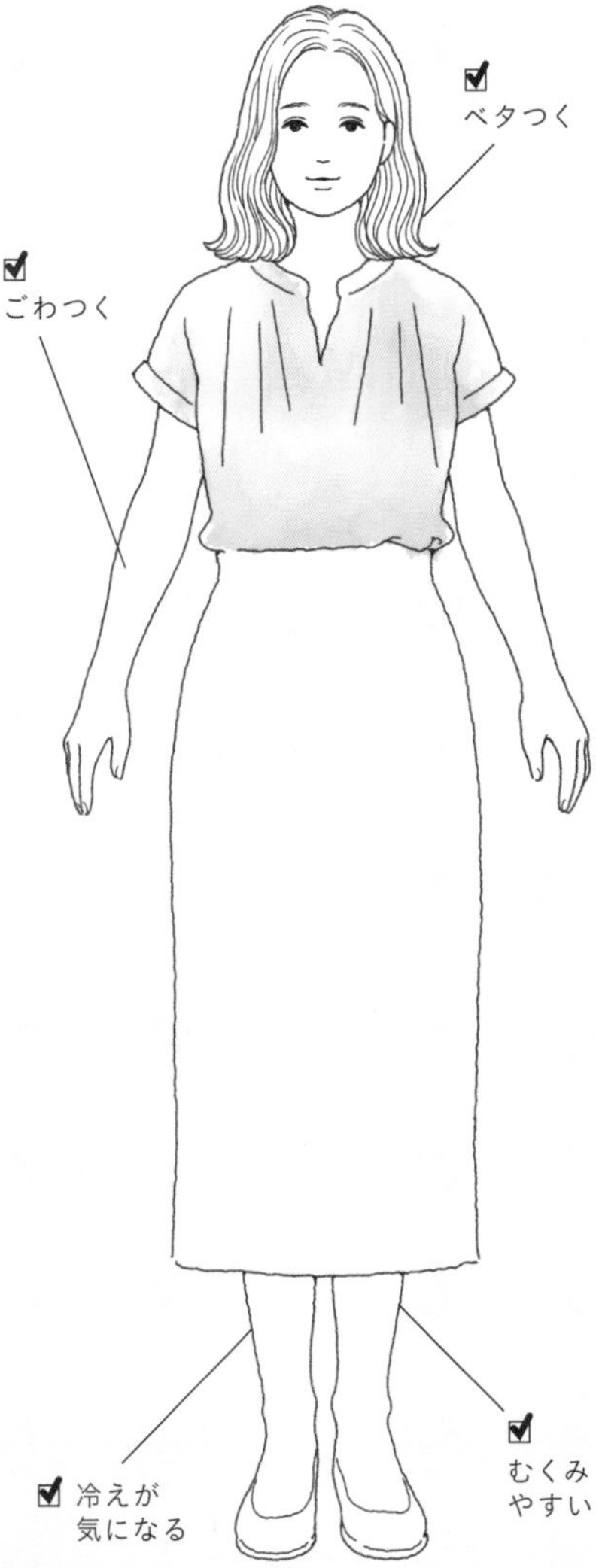

クレイクリーム

適度な保湿力のあるホワイト系のクレイを使った、ベタつきがちな肌にうれしいさらっと軽い仕上がりの全身用クリームです。

【材料＆使い方】
クレイ（ホワイトカオリン）５ｇ＋お好みのハーブウォーター20㎖、ホホバオイル15㎖＋ミツロウ２ｇをそれぞれ合わせて同じ温度になるように湯せんしたら、材料すべてをまぜ合わせます。

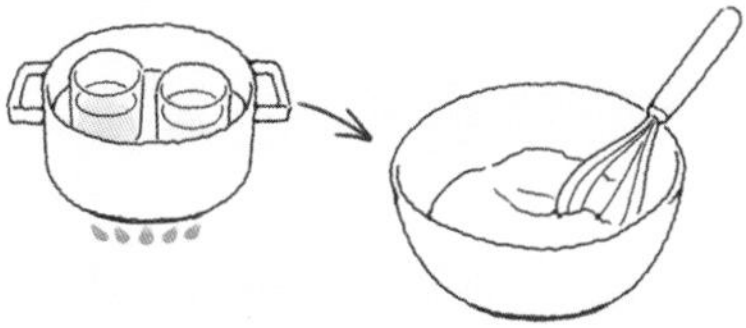

ガルシャナ

人間の皮膚と似たアミノ酸の構造を持つという、絹の手袋をはめて行う乾布摩擦のガルシャナ。肌に負担をかけることなく新陳代謝を促し、カパの性質「重さ」をとり除いてくれます。心臓（体の中心）に向かって下から上へ、毛穴に逆らった方向にさすりながらシャッシャッと音を立てて往復させて全身をマッサージしていきましょう。胸や背中は気持ちよく往復させ、おなかは時計回りに。力を入れすぎず、全身を軽やかにさするのがポイントです。

2

デトックスとダイエット

無理なダイエットは体への負担が大きく、リバウンドの心配も。そこでおすすめのメニューが、アーユルヴェーダのデトックス療法ですすめられる豆入りのおかゆ「キチュリ」です。なかでも皮なしのムングダル（ダルはひき割り豆の意味）は消化がよくて栄養豊富、満腹感もあるのでダイエットにも最適なのです。

ここでは3つの体質に合わせた食材やスパイスを使ったレシピをご紹介。夕食を含めた1～2食をこのキチュリやスープだけにして、よく味わって食事に集中するのも効果アップのポイントです。

for Vata

ヴァータタイプのデトックス&ダイエットに

- 気持ちが落ち着かない
- 不安定になる
- 皮膚が乾燥してくる

ほっくりしたさつまいもの甘さがヴァータを鎮静。ガスがたまりやすい豆は減らしぎみにするのがベターです。またヴァータの場合はもっちり・しっとりした日本米も好相性。

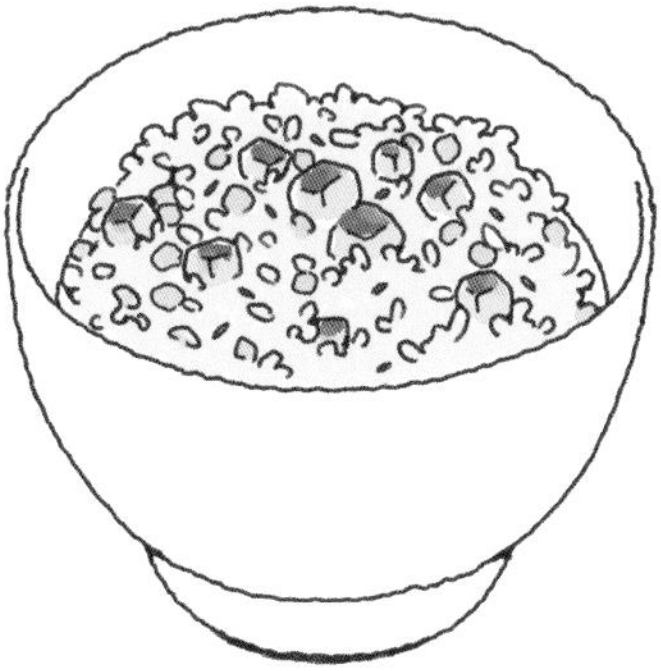

Recipe

さつまいもとナッツのデトックスキチュリ

| 材料（2人分）|

イエロームングダル（皮なし）…¼カップ
米…½カップ
さつまいも（角切り）…½カップ分
カシューナッツ（あれば）…5〜6粒
A しょうが（みじん切り）…小さじ1
　クミンシード…小さじ1
　アジョワンシード…小さじ½
　シナモン…½本
B ターメリックパウダー…小さじ¼
　ヒング…少々
ギー…小さじ2
塩…小さじ¼程度
レモン汁（お好みで）…適量
水…800㎖

| 作り方 |

1 米とムングダルは洗って水をきっておく。

2 鍋にギーを熱してAのスパイス類を炒め、香りが立ってきたら、Bのパウダースパイスをなじませるように炒め、米とムングダルも加えて炒め合わせる。

3 水と塩を加えて弱めの中火で20分ほど煮たら、さつまいもとカシューナッツも加え、水が減ったら足しながらおかゆ状になるまで煮込む。

4 塩が足りなければ加えて味をととのえ、器に盛って。お好みでレモン汁をかけても。

for Pitta

ピッタタイプのデトックス&ダイエットに

- ☑ おなかがすくとイライラする
- ☑ 空腹で胃が痛くなりやすい
- ☑ 空腹で頭痛になりやすい

ピッタの鎮静効果がある甘みをレーズンでプラス。コリアンダーやココナッツもピッタの熱を冷ましてくれます。香菜（＝コリアンダーリーフ）も多めにトッピングするとGOOD。

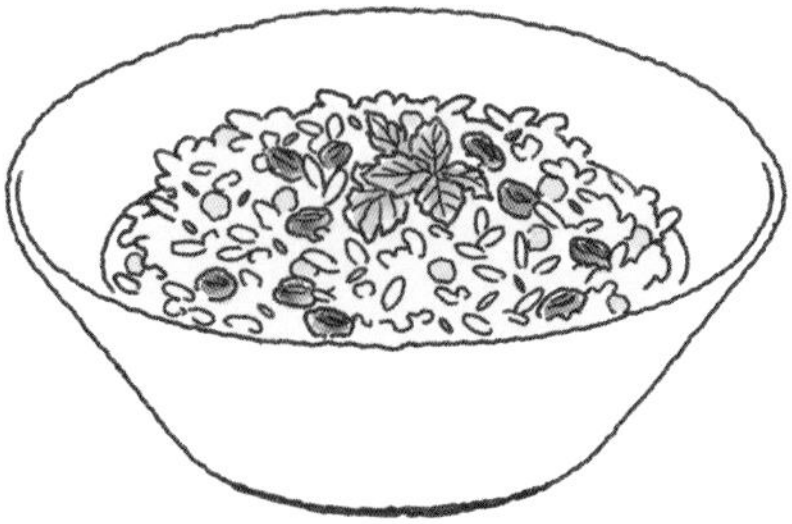

Recipe

ココナッツデトックスキチュリ

| 材料（2人分）|

イエロームングダル（皮なし）
…1/2カップ
バスマティライス…1/2カップ
レーズン…15粒ほど
ココナッツファイン…大さじ1
香菜…適量

A
しょうが（みじん切り）…小さじ1
コリアンダーシード…小さじ1
クミンシード…小さじ1
カルダモン…2粒

B
ヒング…少々
ターメリックパウダー…小さじ1/4

ギー…小さじ2
塩…小さじ1/4程度
水…800mℓ

| 作り方 |

1. バスマティライスとムングダルは洗って水をきっておく。
2. 鍋にギーを熱して**A**のスパイス類を炒め、香りが立ってきたら**B**のスパイス を炒め、ライスとムングダルも加えて炒め合わせる。
3. 水と塩を加えて弱めの中火で20分ほど煮込み、水が減ったら足しながらおかゆ状になるまで煮る。
4. レーズン、ココナッツファインも加えてしんなりなじむまでしばらく煮込む。
5. 塩が足りなければ加えて味をととのえ、器に盛って、刻んだ香菜を散らす。

for Kapha

カパタイプのデトックス&ダイエットに

- 気分がどんよりする
- 日中でも眠気が強い
- やる気が起きない

カパの重さを軽減するには、お米を少なめにして雑穀を加え、苦みのある野菜もプラス。冷えやすいので温め効果の高いスパイスを多めに、ピリッと辛みをきかせても◎。

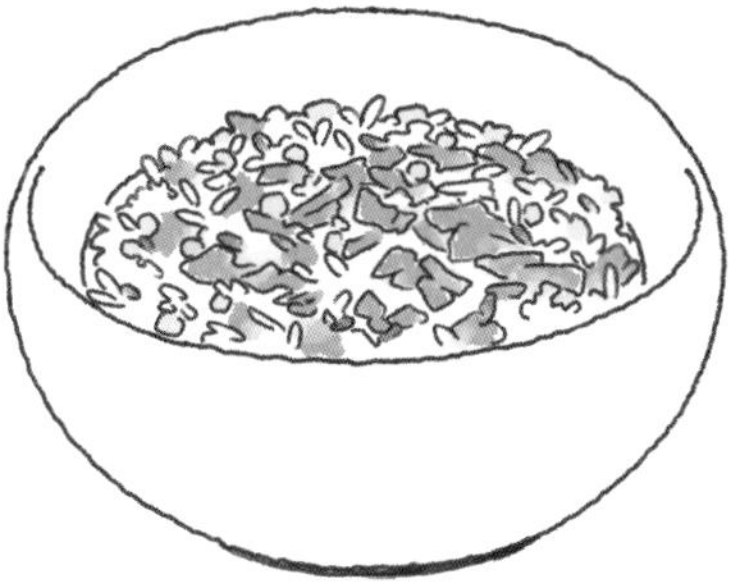

Recipe

ほうれんそうデトックスキチュリ

| 材料（2人分）|

イエロームングダル（皮なし）…1/2カップ
バスマティライス…1/4カップ
雑穀（種類はお好みで）…1/4カップ
ほうれんそう…1株

A
しょうが（みじん切り）…大さじ1/2
クミンシード…小さじ1
ロングペッパー（小さく切る）…1本
またはブラックペッパー…5粒

B
ヒング…少々
ターメリックパウダー…小さじ1/2

サンフラワーオイル…小さじ2
塩…小さじ1/4程度
水…800mℓ

| 作り方 |

1 バスマティライスと雑穀、ムングダルは洗って水をきっておく。

2 鍋にオイルを熱して**A**のスパイス類を炒め、香りが立ってきたら**B**のスパイスを炒め、ライスとムングダルも加えて炒める。

3 水と塩を加え、弱めの中火で水が減ったら足しながら、おかゆ状になるまで20分ほど煮込む。

4 刻んだほうれんそうを加えてさらに5分煮込み、塩が足りなければ加えて味をととのえる。

※カパが増悪しやすい春先には苦みのあるふきのとうなどの山菜を刻んで、ほうれんそうといっしょに加えてもおいしいです。

3

肌トラブルのケア

肌

を健康に保つうえでは、体内のドーシャが整って栄養がしっかり消化・吸収され、全身に行き渡っていることが大切。

その一方で、肌は外界の刺激をダイレクトに受ける部分でもあり、反対に肌のトラブルが心身のドーシャに影響を与えることもあります。たとえば肌が乾燥するとヴァータが乱れて不安になったり、日焼けでピッタが増悪するとイライラしたり……。そこでアーユルヴェーダが重視するのは、まず予防的な肌のケア。そしてトラブルが起きた場合は、原因にアプローチする早めのケアを心がけましょう。

乾燥・かゆみ

ラベンダーインフューズドオイル

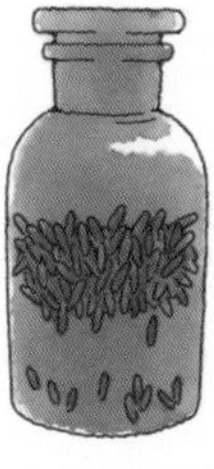

植物の有効成分を抽出したのがインフューズドオイル。ラベンダー（ドライ）をびんに入れ、ホホバオイルを倍の高さまで注いで2週間以上漬け込みます。皮膚の炎症を抑えて鎮静し、香りのリラックス効果も。そのほか肌荒れにいいカレンデュラ、皮膚をなめらかにするフェンネルシードなどをブレンドするのもおすすめ。

カレンデュラスプレー

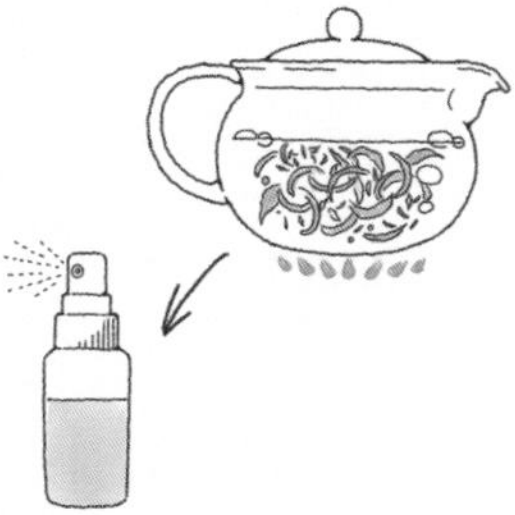

皮膚を修復・保護し、肌荒れや湿疹、赤ちゃんのスキンケアにも使われるカレンデュラ（マリーゴールド）。かゆみをやわらげるネトル、湿疹や赤みを抑えるコリアンダーシードを加えても。計小さじ1を精製水200㎖で5分ほど煮出し、冷めたらこしてスプレーボトルに。気になる部分にシュッと吹きかけて使いましょう。

あせも

ニームペースト

アーユルヴェーダ発祥の地・インドでは別名「村の薬局」とも呼ばれるニーム。抗炎症・抗菌作用にすぐれ、ニキビや湿疹などの鎮静・修復に効果的です。パウダー小さじ1を水少々でねり、ペースト状になったものを塗りましょう。

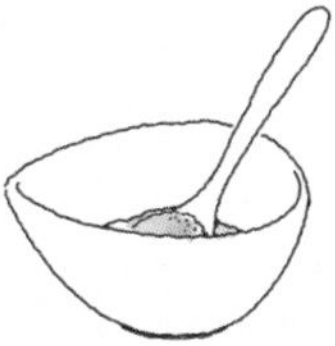

ドクダミ風呂

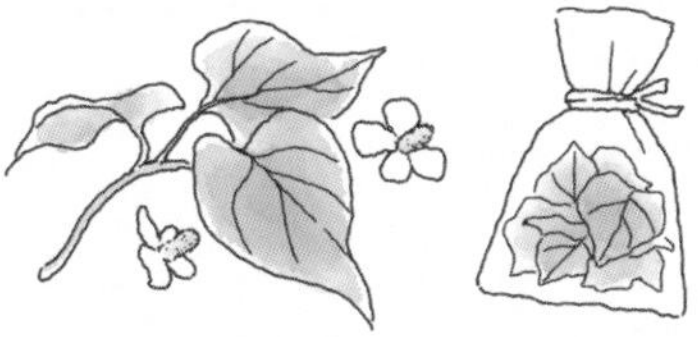

古くから肌荒れに使われるドクダミ。生または乾燥葉ひとつかみ分をお茶パックなどの袋に入れ、浴槽にお湯をためて入浴を。抗菌作用が高く、肌の新陳代謝も促す暑い季節にぴったりの薬湯です。

ごわつき

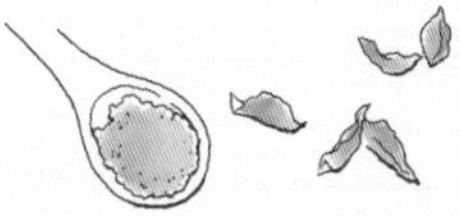

ココナッツシュガースクラブ

- 特にピッタにおすすめ
- 夏の体をクールダウンする

冷性の性質を持つ砂糖は、塩のように体を温めないため暑い時季に最適。ミネラル豊富なココナッツシュガーを使えば、さらに肌あたりのやわらかなスクラブに。

【材料と作り方】
砂糖（あればココナッツシュガー）大さじ1はよくすり、ドライローズペタルまたはローズパウダー小さじ½をいっしょにすりまぜ、ココナッツオイル大さじ1とよくまぜて。

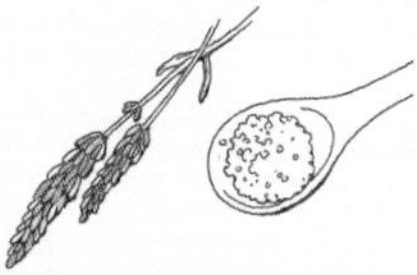

ラベンダーソルトスクラブ

- 特にヴァータにおすすめ
- かかとや脚のスクラブにも◎

体を温めて血行を促す塩のスクラブは、ヴァータの特徴・冷えと乾燥によるごわつきのケアにぴったり。ラベンダーもすりつぶして加えると肌あたりがマイルドになり、香りによるリラックス効果も。

【材料と作り方】
塩大さじ2、ラベンダー（ドライ）大さじ½、ホホバオイルまたはスイートアーモンドオイル大さじ1を乳鉢などでよくすりまぜます。

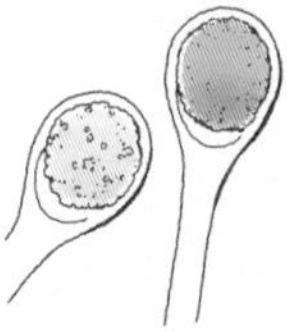

ひよこ豆ローズスクラブ

- 肌が敏感なときに
- 全身にも使える

ひよこ豆粉はベサン粉とも呼ばれ、インドではボディソープや顔用のスクラブにも多く使われます。肌を整えてやわらかくし、美白や毛穴対策にも。どんな肌質でもOKです。

【材料と作り方】
ひよこ豆粉大さじ2、ローズパウダー大さじ1に水を少量ずつ加えてペースト状に。ぬれた肌をなでるようにのばしたら水で洗い流しましょう。

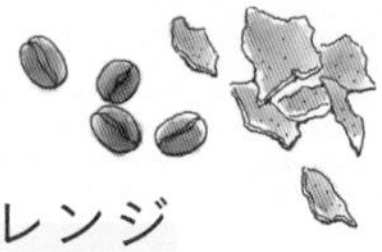

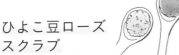

コーヒーオレンジスクラブ

- 特にカパにおすすめ
- 余分な皮脂をとり除く

脂性の肌やカパタイプにおすすめのコーヒースクラブです。漢方薬でもある陳皮は、無農薬みかんの皮を乾燥させれば手作りもOK。余分な皮脂や角質をとり除き、さらっとした肌に仕上がります。

【材料と作り方】
陳皮（乾燥したみかんの皮）を乳鉢などですりつぶし、大さじ1をコーヒーの出しがら、お好みのオイル各大さじ1とともによくすりまぜて。

日焼け

アロエココナッツオイル

アロエは日焼けややけどへの効果で知られますが、アーユルヴェーダで多く使われる品種・アロエベラに冷却効果のあるココナッツオイルを合わせたパックもおすすめ。皮をむいてペースト状にしたアロエベラと同量のココナッツオイルをまぜたら肌にのばし、しばらくおいて（肌が強い人で15～30分以内）水で洗い流しましょう。

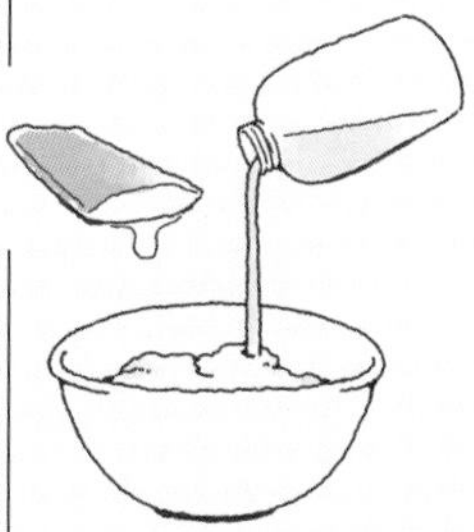

ターメリックギー

肌の熱を冷まして炎症を抑えるギーに、鎮痛作用のあるターメリックをとかし込んだクリーム。日焼けをはじめ、肌荒れやニキビ、軽いやけどのほか、家事後のハンドクリームにも重宝します。ギー30mlを湯せんでとかし、ターメリックパウダー小さじ1を加えて5分ほどまぜます。粉が沈殿しますが、そのまま固めて冷蔵保存を。

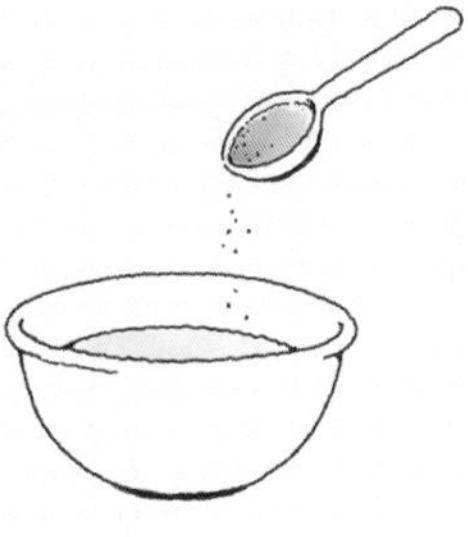

ラベンダーティーパック

肌の鎮静&再生・修復作用にすぐれたラベンダー。顔やボディ、特にデコルテのうっかり日焼けにはおすすめのひんやり&しっとりしたパックです。ラベンダー（ドライ）小さじ1を水２００mlで煮出し、冷ましたらコットンに浸して日焼け肌にパックしましょう。

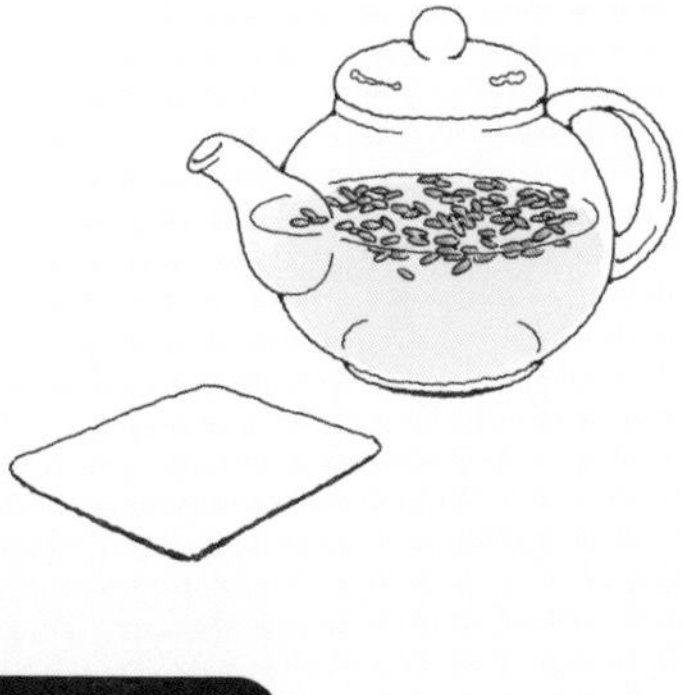

軽い切り傷

ターメリックペースト

ターメリックパウダーを少量の水でねり、傷に盛るようにのせます。さっとパウダーをのせるだけでもOK。止血作用があるので、じわじわと血がにじんだ場合もそのまましばらくおいてみて。抗炎症・鎮痛効果があり、ズキズキした痛みも早く引いてくれます。

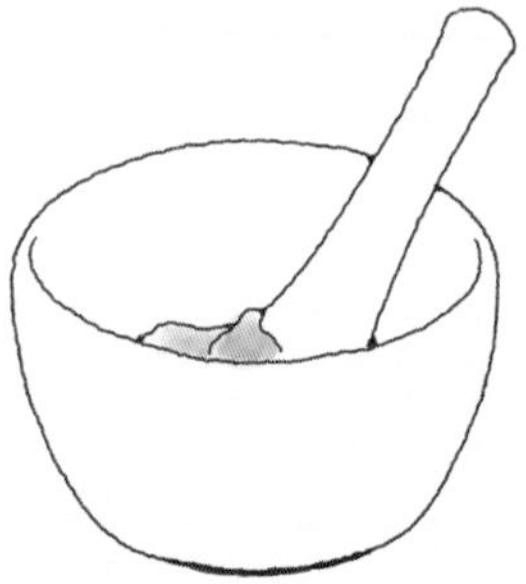

ぶつけて腫れた

コリアンダーリーフペースト

コリアンダー（香菜・パクチー）の生葉と少量の水をすりつぶし、コットンにのせて腫れた部分をパックするようにしばらくおきましょう。熱を持った痛みやアザのできた部分をクールダウンして、炎症をしずめます。

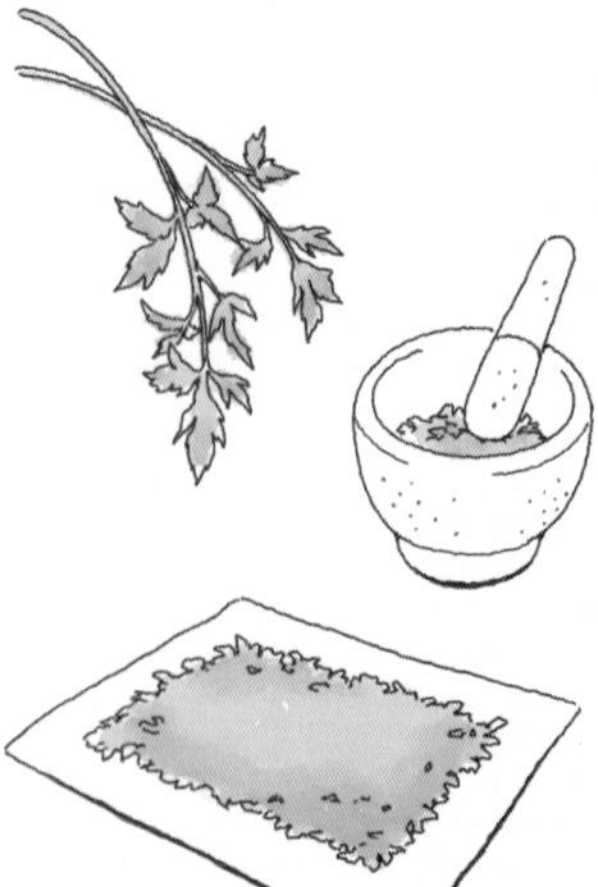

虫刺され

ドクダミとヨモギのチンキ

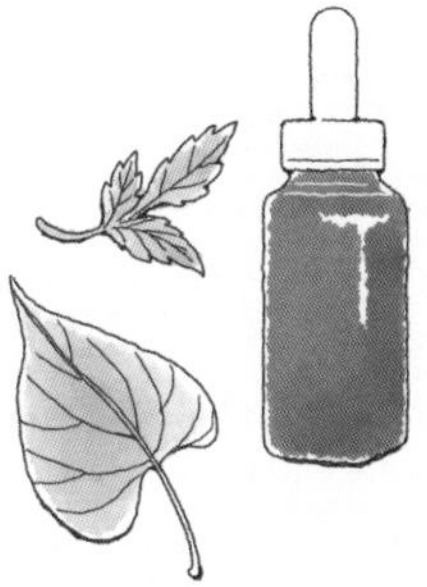

抗菌・抗炎症作用の高いドクダミと、かゆみを緩和するヨモギから抽出したチンキです。それぞれ生または乾燥葉をびんに入れ、無水エタノールをかぶるまで注ぎ、2週間ほど漬けたら葉をとり出して。蚊などの虫刺されに塗ると、かゆみがスッと引きますよ。

ミントターメリックペースト

鎮静・解毒効果のあるミントは生葉で5枚、抗炎症作用のあるターメリックは小さじ½をつぶしながらすりまぜてペーストに。蚊などの虫刺されにのせてしばらくおくと、乾燥していく間にかゆみが引いていきます。ミントのかわりにホーリーバジルを使ってもOK。

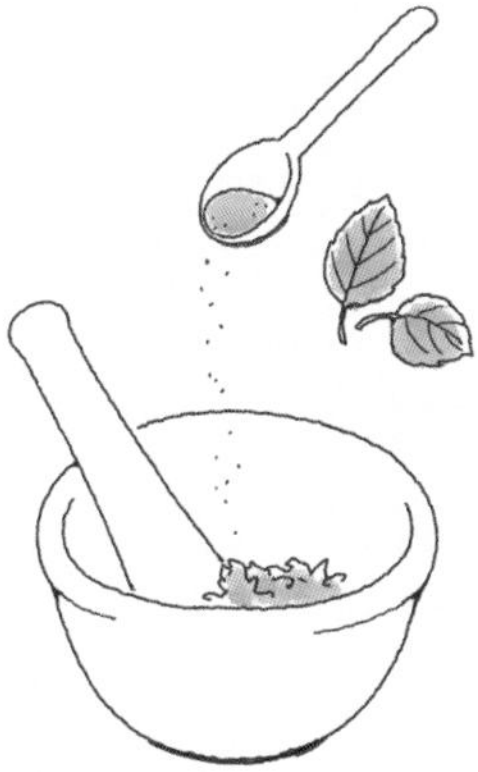

ラベンダーバーム

虫刺されなどの気になるかゆみに、外出先にも持ち歩いて気軽に使えるバームです。ラベンダーのインフューズドオイル（p.95）20㎖にミツロウ3gを入れて湯せんにかけ、とけたら火からおろしてアロマオイル（ユーカリ、ゼラニウム、ティーツリーなどがおすすめ）2〜3滴を加えよくまぜます。固まる前にケースに流し入れて。

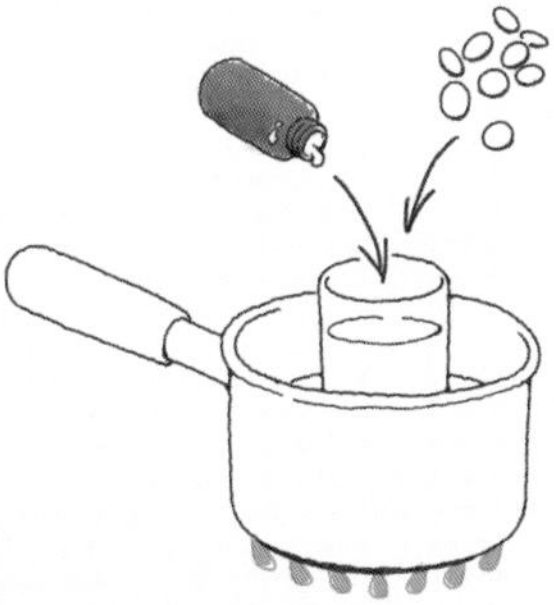

4 顔とデコルテのケア

肌は日々、変化するもの。体調に合わせてスパイスを食事にブレンドする「台所薬局」の感覚をそのままに、その日の肌色や質感の変化に気づき、いまの肌に合うスキンケアを調整したり、コスメ作りやブレンドを楽しんでみましょう。肌を観察することが、自分のドーシャに合った生活習慣を見つけることにもつながります。

顔まわりは、他人からの目線が最も集まる部分でもあります。肌のコンディションをいつもご機嫌にしておくことは、自由な表情で、自分らしくコミュニケーションすることにもきっとつながるはず。

肌の状態別 スキンケアのポイント

	ヴァータ が強いとき	ピッタ が強いとき	カパ が強いとき
	☑ 肌が乾燥している ☑ 肌にツヤがない ☑ 血色が悪い＋くすみ	☑ 混合肌 ☑ 赤み、かゆみ ☑ 敏感に傾きやすい	☑ 角質が厚くなる ☑ 脂っぽくなる ☑ たるんだ印象に
	忙しさや寝不足などで乾燥や冷えの性質が増えた状態。老化も進みやすいので、エイジング＆保湿重視のケアを。	体内の熱が過剰になり、乾燥するのに脂性の肌に。敏感肌にも傾きやすいため低刺激なアイテムでしっかり保湿を。	水分量が多く丈夫な肌質ですが、角質がたまると、ごわつきやくすみに。表情筋トレーニングもおすすめ。
洗顔	シアバターやカカオバターなどの高保湿成分を配合した、しっとりやわらかな使用感の石けん、米ぬかなど。	下段のオイルなどが配合されたクリーミーな石けんや、敏感肌に傾いたときは余分な熱を冷ますミルク洗顔も◎。	さっぱり系オイル配合の、かための石けんなどで余分な角質をオフ。肌をやわらかくする洗顔前の蒸しタオルも◎。
化粧水	甘くやさしい香りのカモミール、ラベンダー、ローズなど。化粧水の前に温タオルで肌をゆるめるのもおすすめ。	肌を鎮静するローズ、月桃など。化粧水はしっかりなじませて。使う前にオイルを少量のばすと浸透力がアップ。	肌を活性化するローズマリーや、ニキビができやすい人ならティーツリーなどもおすすめ。
オイル・クリーム	量はたっぷりめに。セサミオイル、シアバター、ギー、カカオバター、エイジングケアにはサフランオイルを。	ココナッツやオリーブ、モリンガシード、スイートアーモンドのオイルやクリーム、ギー。つけすぎには注意。	オイルやクリームのつけすぎは禁物。セサミオイル、モリンガシードオイル、ターメリッククオイルなどが向く。
おすすめの素材	シナモン・サフラン・ローズ・ ローズマリー・ラベンダー・ゴートミルク・ホワイトクレイ・米ぬか・米粉	アムラ・ローズ・アロエベラ・モリンガ・ゴートミルク・ラベンダー・緑豆粉	ターメリック・ニーム・ローズマリー・緑茶・カカオパウダー・生はちみつ・ひよこ豆粉・緑豆粉・クレイ全般

洗顔

敏感な肌にもやさしい天然素材の洗顔パウダーです。
洗い上がりの感触はさらさら＆ふんわりの「さっぱり」、
べたつかずうるおう「しっとり」の2タイプから選んで。

さっぱり

ひよこ豆洗顔パウダー

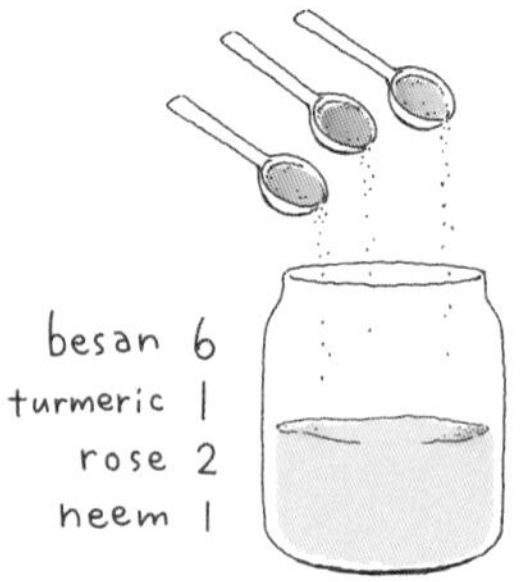

毛穴汚れをとり除き、やわらかな肌に。ひよこ豆粉（または緑豆粉）6：ターメリック1：（以下はあれば）ニーム1：ローズ2の割合でパウダーをまぜておき、お好みのハーバルウォーター（または精製水、保湿力アップなら牛乳も）でマヨネーズ状にねります。メイク落とし後のぬれた肌にのばしてなじませ、水で洗い流して。

しっとり

米ぬか洗顔パウダー

余分な角質を落とし、アミノ酸やビタミン類、良質な油脂やセラミドなどの美肌成分も豊富な米ぬか。すり鉢やミキサーなどでなるべく細かくし、牛乳でねって肌にくるくるなじませると洗い流したあとはしっとり、もちもちの肌に。無農薬の米ぬかを選びましょう。

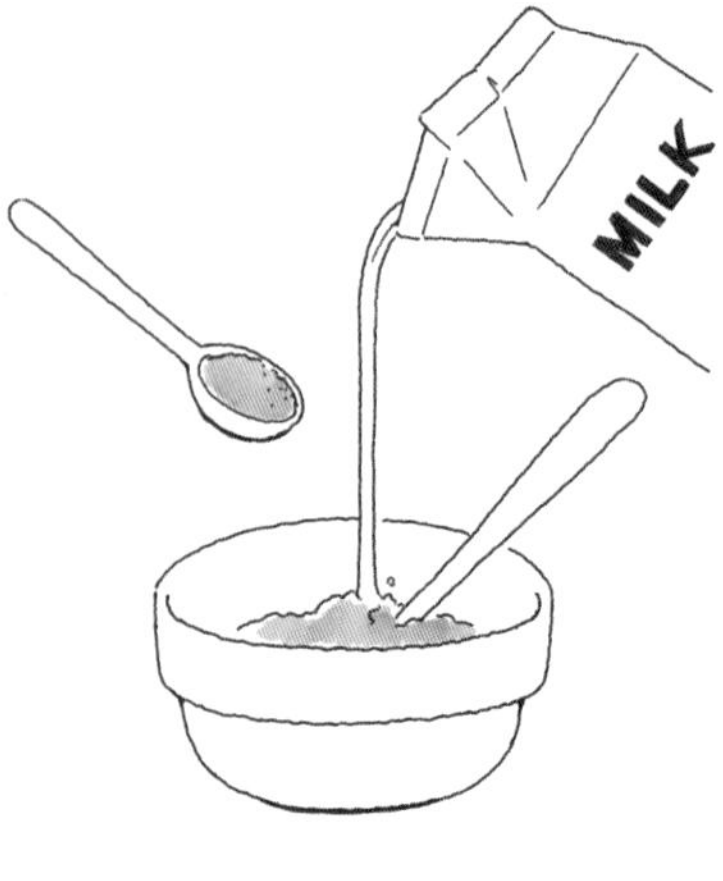

保湿

（化粧水）

精油を抽出するときにできるハーバルウォーター（芳香蒸留水）を化粧水に。
植物の有効成分がみずみずしく浸透します。
体質や目的に合わせて選びましょう。

	ドーシャへの働きかけ	肌への働きかけ
カモミールローマン	ヴァータを整え、リラックスに導く。自己肯定感のUPにも。	乾燥肌をうるおす。抗炎症・抗アレルギー作用があり、皮膚炎やかゆみを鎮静するほか、ニキビの緩和にも。
ネロリ	ピッタを鎮静＆ヴァータを調整し、心の安定やリラックスに働く。	アンチエイジング効果のほか、女性ホルモンの乱れや更年期による肌トラブルに。脂性肌にも◎。
ラベンダー	ピッタを鎮静し、心身をクールダウンしてリラックスに導く。	皮脂バランスを調整しながら、乾燥肌を保湿する。すぐれた抗炎症・鎮静作用で、皮膚炎やかゆみにも。
ローズマリー	ヴァータとカパを整える。思考をすっきりさせ、活性化させる。	血行促進（肌と特に頭皮）、リフレッシュ効果、肌の引き締め、ニキビの緩和。脂性の肌に向く。
ローズ	ピッタの鎮静・ヴァータの調整。リラックス＆リフレッシュに。	女性ホルモンの乱れからくる肌トラブルに。収れん作用があり、毛穴の引き締めやたるみ予防にも。
月桃	すべてのドーシャのバランスを調整。リラックス効果もある。	抗酸化作用、肌の再生効果。アトピーやアレルギーに傾いた肌を落ち着かせる。ニキビやあせもの緩和にも。

化粧水の保湿力を高めたいときは

【方法①】50㎖に対してグリセリン（ドラッグストアで購入可）または生はちみつ2.5㎖を加えると保水性がアップ。【方法②】50㎖に対して、お好みのオイルを2〜3滴加え、使う前によく振って。オイルとともに水分が肌に浸透します。

保湿

（クリーム）

肌が弱い人でも使いやすいホワイトクレイのクリームは、
もっちりしつつ表面はさらっとした肌に。肌の調子に会わせて、
しっとり系と2種を使い分けるのもおすすめです。

しっとり

シアバタークリーム

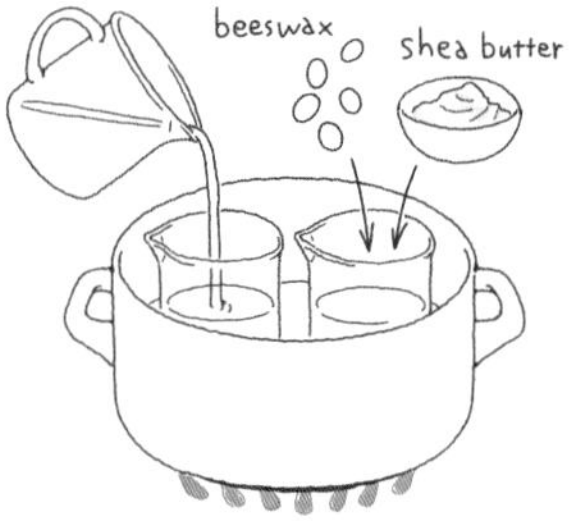

高い保湿&保護効果で外気の乾燥から肌を守りつつ、ベタつき感を抑えたクリームです。スイートアーモンドオイル15㎖、シアバター3g、ミツロウ2gを湯せんにかけ、お好みのハーバルウォーター20㎖も別の容器で湯せんし、ともに65℃くらいになってミツロウがとけたら、すべてを合わせて乳化するまでまぜ続ければ完成。

さっぱり

ホワイトクレイクリーム

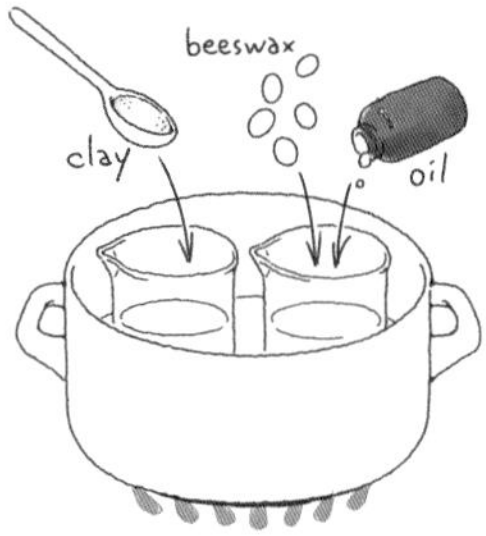

天然のミネラルが豊富なホワイトクレイ小さじ2にお好みのハーバルウォーター20㎖をふりかけて30分ほどおき（乾燥しないように注意）、湯せんにかけます。ホホバまたはセサミオイル（ブレンドしてもOK）15㎖とミツロウ2gも別の容器で湯せんし、ともに65℃くらいになってミツロウがとけたら、乳化するまでよくまぜて。

ニキビ

フェヌグリークパック

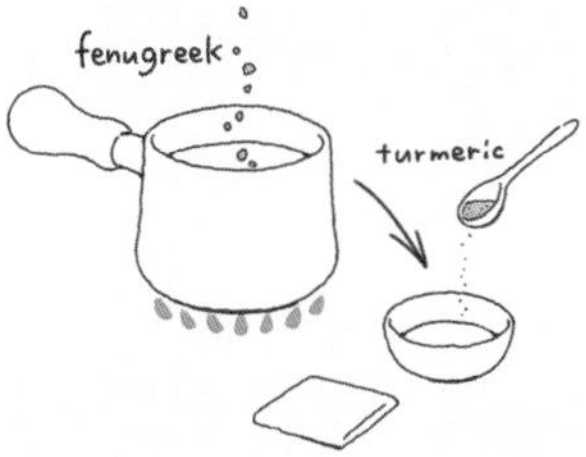

肌や髪の再生力を高めるフェヌグリーク。ターメリックとともに、ニキビ薬に配合されることの多いスパイスです。フェヌグリーク10粒を水50mlで煮出し、ターメリックパウダー小さじ½を加えペースト状に。コットンに浸し、ニキビ（大きめでもOK）や吹き出物にパックして。

ナツメグターメリックミルク

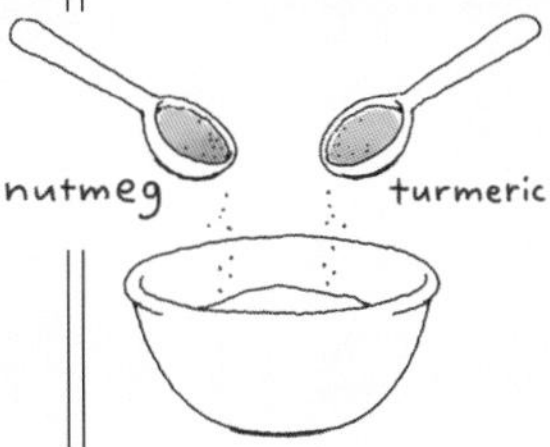

抗酸化・殺菌作用で炎症を落ち着かせるのがナツメグ。こちらもターメリックとの組み合わせはニキビケアの定番ですが、より広範囲のニキビに向いています。パウダー各小さじ1に、ニキビの原因となるピッタの増悪を抑える牛乳を適量加えてペースト状にねり、しばらくおいて洗い流しましょう。

くま

紅茶アイパック

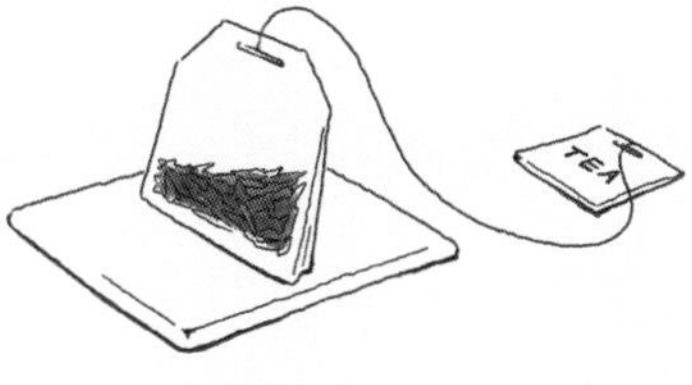

紅茶の国・イギリスでおなじみのアイケア。使い終えたティーバッグを冷蔵庫で冷やし、コットンやガーゼをはさんでまぶたに置き10分ほどパックを。ポリフェノールの働きで血行を促し、眼精疲労によるくまを緩和してくれます。

エイジング対策

サフランクリーム

高いエイジング効果で、高級コスメにも多く配合されるサフランをスペシャルなクリームに。サフラン7~8本を精製水20㎖に1時間以上漬け、オレンジ色になったらとり出します。ホホバオイル20㎖、アルガンオイル10㎖、(あれば)シアバター4g、ミツロウ3gを合わせて湯せんし、サフラン液も湯せんにかけてミツロウがとけたら2液を合わせ、クリーム状になるまでよくまぜましょう。

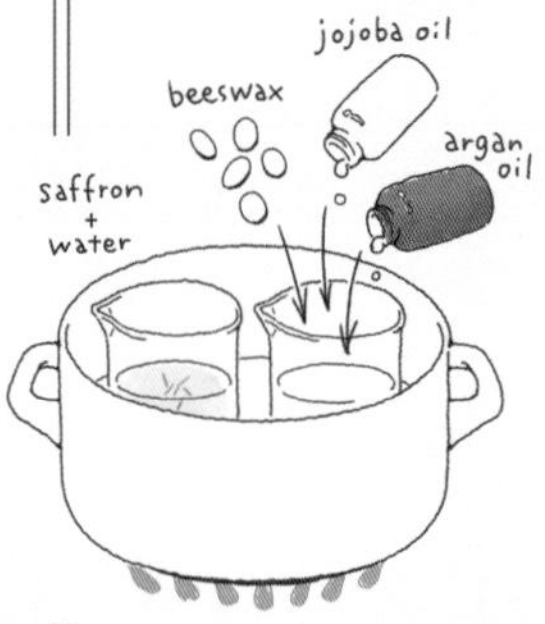

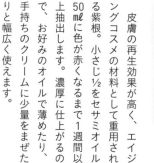

アーモンドスクラブパック

生アーモンド1粒を水に1晩(約8時間)つけ、皮をむいてすりおろします。目元のシワやほうれい線が気になる部分に塗り、しばらくおいたら洗い流しましょう。肌がみずみずしくうるおうフレッシュな効果に、きっと驚くはず。

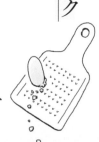

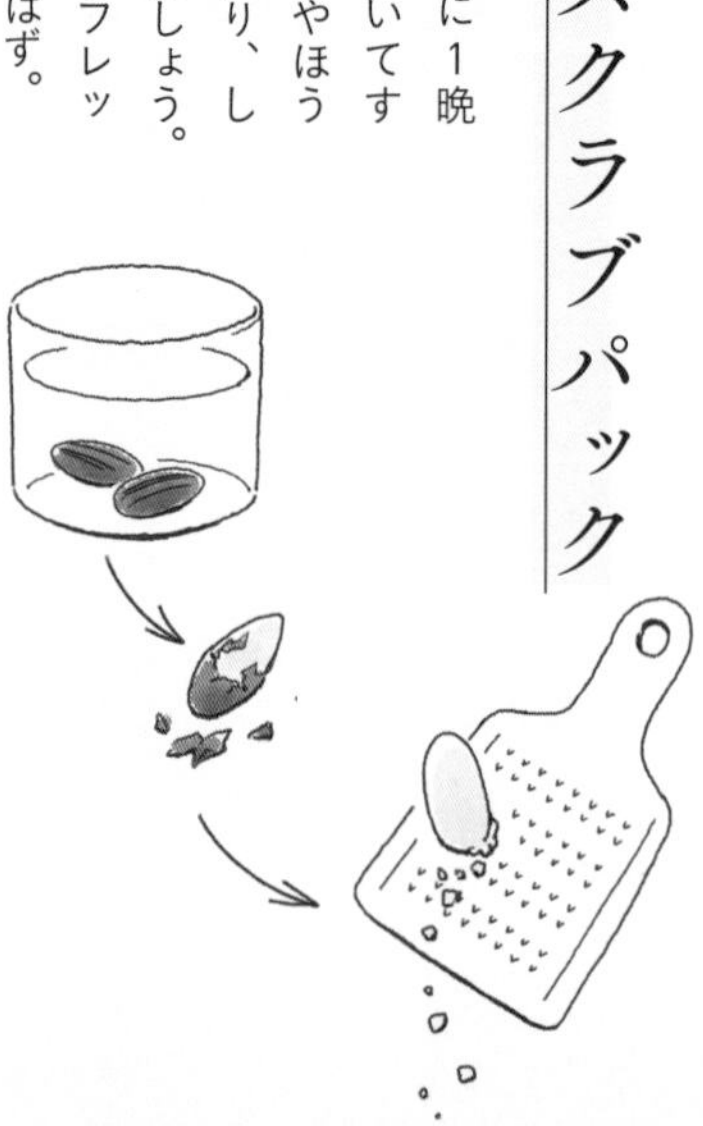

紫根オイル

皮膚の再生効果が高く、エイジングコスメの材料として重用される紫根。小さじ½をセサミオイル50㎖に色が赤くなるまで1週間以上抽出します。濃厚に仕上がるので、お好みのオイルで薄めたり、手持ちのクリームに少量をまぜたりと幅広く使えます。

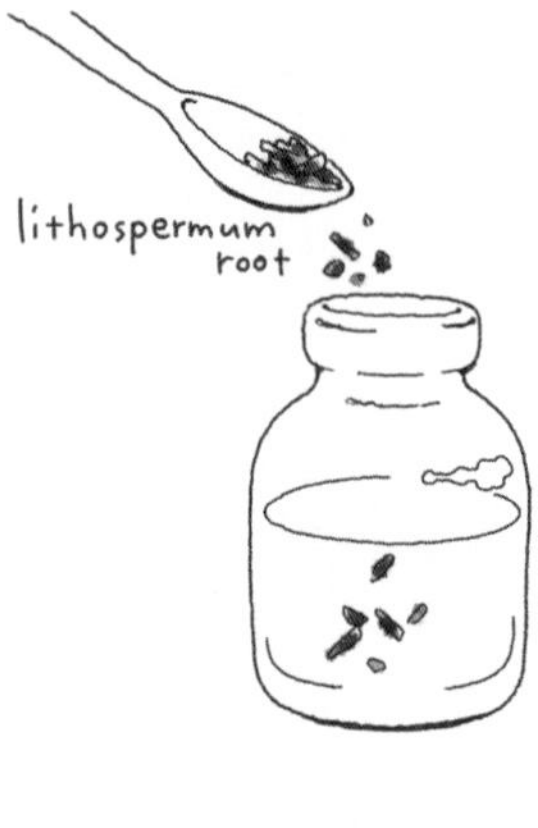

乾燥

クレイミルクパック

Recipe

粒子が細かく、デリケートな肌にも使えるホワイトクレイが毛穴汚れをすっきりオフ。保湿成分でしっとり＆もっちり肌に。ホワイトクレイ小さじ2、牛乳小さじ3、スイートアーモンドオイル小さじ½をまぜ、洗顔後の肌に塗りのばして3分ほどおき、クレイが乾く前に洗い流して。

美白

ヨーグルトアムラパック

Recipe

ビタミンCやポリフェノールが豊富なアムラを使った効果抜群の美白パック。肌がみずみずしくうるおい、透明感が生まれます。どんな肌質でもOK。生乳ヨーグルト大さじ1、アムラ小さじ1（お好みで増やしてもOK）をまぜて洗顔後の肌にのばし、3〜5分おいたら洗い流しましょう。

facial pack

アーユルヴェーダのフェイシャルパック

赤み

ローズココナッツオイルパック

Recipe

保湿しつつ肌をクールダウン。ほてりにも◎。パック後は化粧水の浸透力も抜群！ココナッツオイル大さじ1にローズパウダー小さじ½を加えてまぜ、洗顔後の肌にのばして2〜3分おいたら洗い流します。ただしココナッツオイルはアレルギーやニキビ、炎症がある肌、皮膚が弱い人には向きません。

ベタつき

ローズマリーひよこ豆パック

Recipe

余分な皮脂や汚れをとり除きつつ、肌を引き締めるパックです。ひよこ豆粉大さじ1にローズマリーのハーブウォーター適量を加え、マヨネーズ状にねったペーストをぬれた肌にのばし、乾く前に洗い流して。さらっと肌に仕上がるので、パック後は化粧水などでしっかり保湿してあげましょう。

※肌に刺激を感じたときは、どのパックもすぐに洗い流すようにしましょう。

5

髪と頭皮のケア

白

髪や薄毛など、年齢を重ねるたびに増える髪の悩み。毎日のケアで意識したいのは、まず頭皮を清潔に&やわらかく保つこと。アーユルヴェーダでは、ハーブやスパイスの有効成分を抽出したマッサージオイルなどのヘアケアアイテムが充実。頭皮の血行を促して美しい髪を育てます。

体質別には、髪も頭皮も乾燥しがちなヴァータ、白髪や抜け毛が増えやすいピッタ、頭皮がむくんでベタつきがちなカパにそれぞれ向くケアもあります。また、頭皮のパックをする場合は週に1度ほどを目安にしましょう。

シャンプー＋リンス

汚れはすっきり落としながら、頭皮の乾燥を防いで
髪にツヤやハリが生まれます。自然素材のヘアケア効果、ぜひ試してみて。

シャンプー

ハーブパウダーシャンプー

美髪効果で有名な粉シャンプー。アムラ3：ローズ1：（以下はあれば）ヘナ1：フェヌグリーク½の割合でまぜたパウダーを準備。使う前に適量の水を加えてペースト状にしたら、頭皮をマッサージしながら髪全体にのばして洗い流します。ノズルつきの容器にパウダーとお湯を入れてシェイクすると、地肌にのばすのも簡単です。

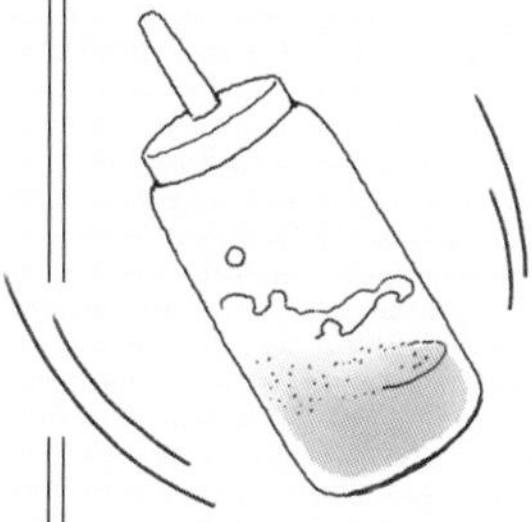

リンス

アムラスプレーリンス

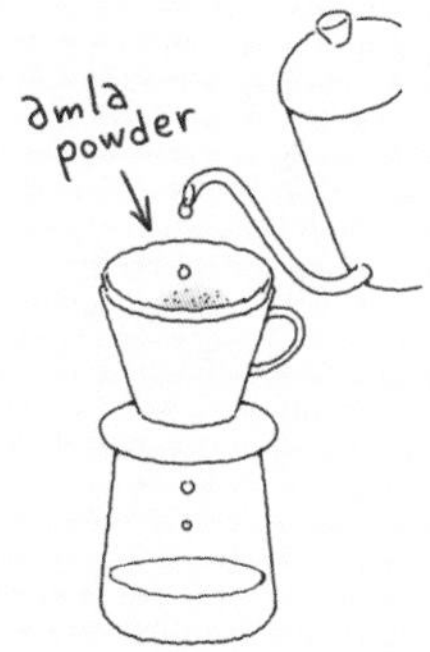

アムラパウダー大さじ1をコーヒーフィルターに入れ、熱湯200〜300㎖を注ぎます。冷めたらスプレーボトルに入れ、シャンプー後の髪にまんべんなくのばして水で流しましょう。また、ドライヤー前の乾いた髪に使うとツヤがアップします。残ったゼリー状のアムラに少量のオイルをまぜ、トリートメントとして使うのもおすすめ。

ハーブビネガー

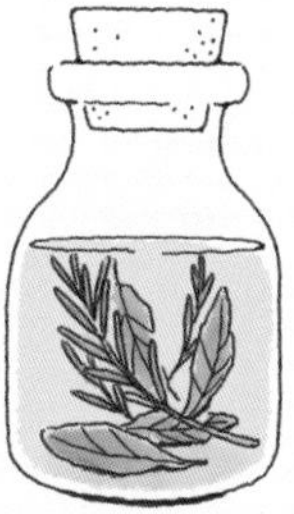

髪がつるんとまとまり、頭皮の血行促進にも。ローズマリーやセージなどのハーブをびんに詰めて、米酢などの穀物酢、りんご酢などを注ぎ、ハーブ全体がつかるように2週間以上漬け込みます。洗面器で7倍くらいに薄め、洗い髪をリンスしたら水で流しましょう。

乾燥

赤玉ねぎのローション

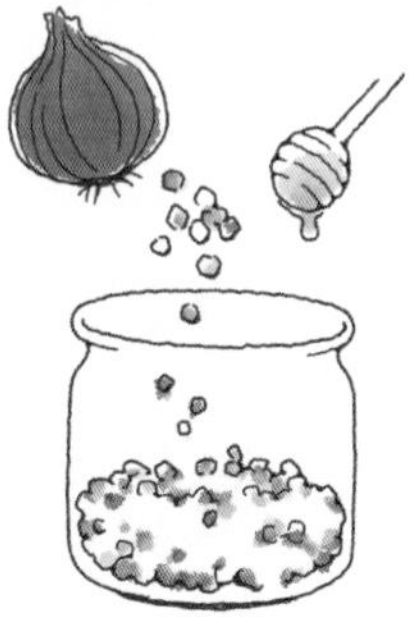

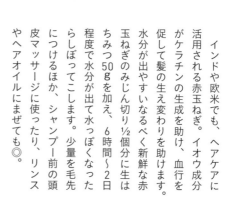

インドや欧米でも、ヘアケアに活用される赤玉ねぎ。イオウ成分がケラチンの生成を助け、血行を促して髪の生え変わりを助けます。水分が出やすいなるべく新鮮な赤玉ねぎのみじん切り½個分に生はちみつ50gを加え、6時間〜2日程度で水分が出て水っぽくなったらしぼってこします。少量を毛先につけるほか、シャンプー前の頭皮マッサージに使ったり、リンスやヘアオイルにまぜても◎。

アムラハイビスカスオイル

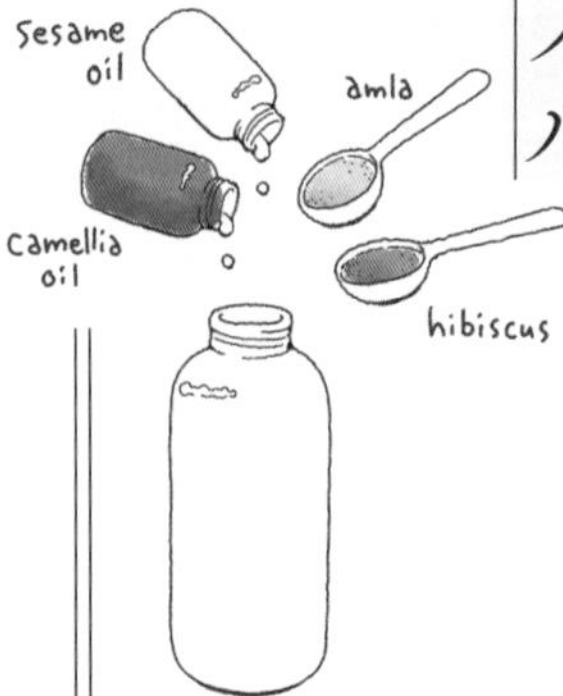

アムラパウダー大さじ1、ハイビスカス（乾燥）大さじ1に椿油40㎖、セサミオイル60㎖を注いで2週間以上おきます。上澄みのオイルを頭皮のヘッドマッサージや毛先に使うほか、ベトつかないのでドライヤー前にもおすすめ。パサつく髪がしっとりまとまります。

ふけ

ローズマリーシナモンオイル

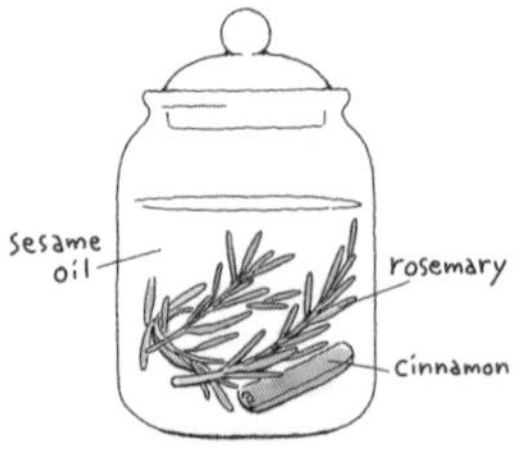

シャンプー前の地肌にすり込んでマッサージを。ローズマリー（ドライ）大さじ1（生葉なら30㎝ほど）、シナモン1本をセサミオイル100㎖で漬け込み、材料がつかるように2週間以上おきましょう。有効成分が浸透して頭皮の血行を促進し、乾燥やふけを予防します。

抜け毛・白髪

セージとグリーングラムのヘアパック

インドでは「ムングダル」と呼ばれるグリーングラム（＝緑豆）。女性ホルモンと似た働きのイソフラボン、角質を分解する酵素などを含み、肌のケアにも効果的です。抜け毛や白髪・かゆみ対策には、緑豆粉約大さじ3（ひよこ豆粉でも代用可）に水200㎖でドライセージ大さじ1を5分ほど煮出した液をまぜて。オイルマッサージ後の頭皮にパックして5分おいたら、洗い流します。

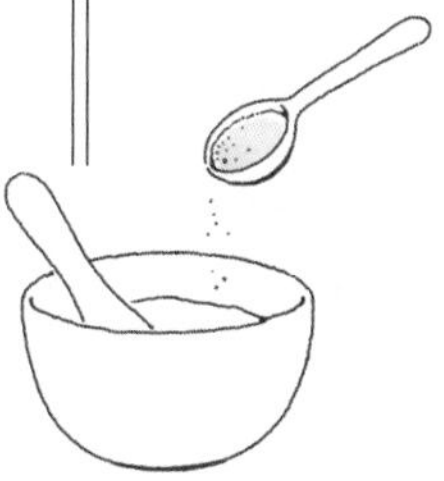

フェヌグリークのパック

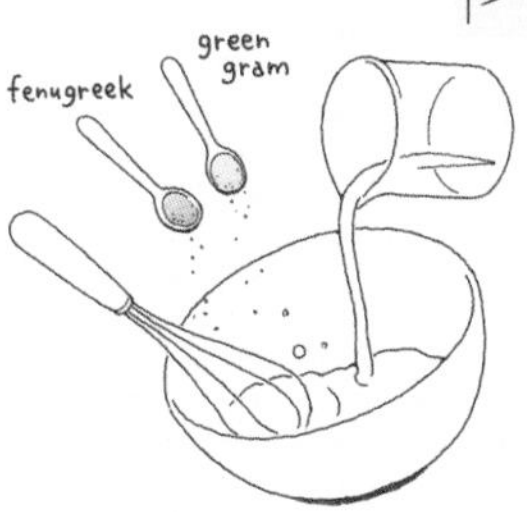

抜け毛や白髪、更年期の薄毛への効果でも知られるフェヌグリーク1：緑豆粉5：（香りが気になる場合は）ローズ1の割合でパウダーをまぜ、水を少量加えてマヨネーズ状にねります。オイルマッサージ後の頭皮にのばして5分ほどおき、洗い流すとコシのある髪に。

ゴツコラココナッツオイル

ゴツコラは「シカ」とも呼ばれ、すぐれたアンチエイジング効果でアーユルヴェーダでは頭皮ケアにも活用されます。ドライ大さじ1をココナッツオイル50㎖に漬け込んで（※低温で固まる時季は作れません）マッサージに。血行が促され、心も同時に落ち着きます。

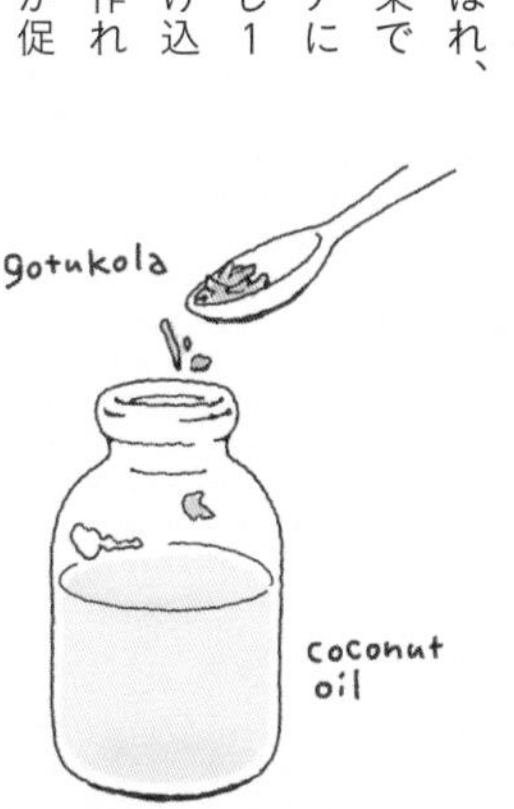

Column

ヘナでナチュラルなヘアカラーを

ヘナはインドの結婚式で花嫁の手に描く文様に使われるなど、邪悪なものから身を守って幸運を呼ぶハーブといわれます。染色効果が高く、なかでも白髪のヘナ染めは化学的な染料でトラブルが起きやすい世代におすすめ。パックによって頭皮と髪を健康にするほか、防臭&滅菌、デトックス&リラックス効果もあるといわれます。

ただしヘナは冷性ハーブなので、生理中や妊娠中、体調不良時はNG。寒い場所は避け、冷えないように暖かい部屋で行いましょう。

ヘナのヘアカラーに必要なハーブ

ヘナパウダーをメインに、髪のごわつきを防ぐアムラをプラス。白髪を濃く染めたい場合はインディゴを加えて調整します。パックの頻度は月に1〜2回を目安に。

ヘナ Henna	髪の毛のたんぱく質にからみつくことで染色し、パックすると白髪はオレンジ色に。黒髪は染まりませんが、髪にツヤが生まれます。
アムラ Amla	高いトリートメント効果で髪にハリとツヤ、コシを与え、パックによるごわつきを防ぎます。入れすぎると染まりが悪くなるので注意。
インディゴ Indigo	白髪を黒や茶色に染めたいときに。ヘナと合わせることでインディゴの色が定着します。髪がごわつきやすいため、パックは短時間で。

失敗しないヘナパックのコツ

☑ 毎回 パッチテストをする

肌が弱い人は特に、ペーストを作ってなじませる間に皮膚のやわらかい部分で20分ほど毎回パッチテストをすると安心。具体的な方法はメーカーの取扱説明書を参考にして。

☑ パック前にオイルで 頭皮マッサージを

ヘナには油分をとる働きがあるため、オイルマッサージによって頭皮や髪を乾燥から守り、仕上がりのしっとり感も変わります。頭皮や生えぎわ、耳のまわりにもしっかりオイルをのばすことで、肌への着色を防ぐ効果も。

☑ 白髪を初めてヘナ染めするときは下の順で

やわらかいマヨネーズ状にねったヘナペーストは湯せんしながら40℃に保ち、湿らせた髪全体と頭皮に塗り込みます。タオルとシャワーキャップなどで包み、20〜30分放置（メーカーにより異なるため確認を)。続くインディゴのペーストは10分だと明るめに、20分ほどおくと濃くなります。色が足りないときは再度パックしても。

ヘナ4：アムラ1でパック ≪ ぬるま湯ですすぐ／タオルで乾かす ≪ インディゴでパック ≪ しっかりすすぐ／乾かす

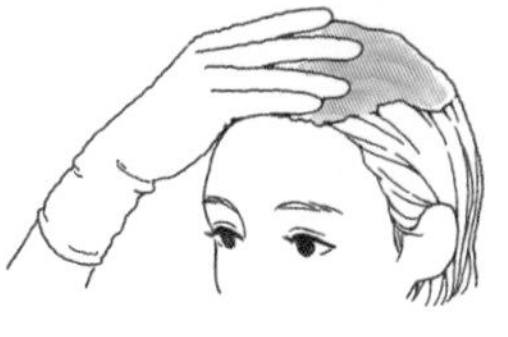

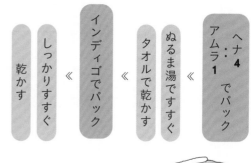

☑ ヘナパック後の2日間は洗髪を控える

色を定着させるのが目的。ヘナやインディゴには抗菌力や消臭力もありますが、気になる場合はお湯だけで洗い流して。

☑ 2回目以降は明るさを ブレンドで調節する

右表はショート1回分の分量（単位：大さじ)。色の出方にはメーカーや個人によっても差があるため、目安として参考にしてください。

← 明るく		基本	暗く →	
4	3.5	ヘナ 3	2.5	2
1	1.5	インディゴ 2	2.5	3
1	1	アムラ 1	1	1

How to massage head with oil

髪と頭皮をすこやかに保つ
オイルヘッドマッサージ

頭皮と髪を健康に保ち、汚れも落ちやすくなるシャンプー前のオイルマッサージ。アーユルヴェーダの古典でも、頭部に毎日油を塗ると白髪や抜け毛、頭痛を防ぎ、良質な眠りと幸福が得られるといいます。休日だけでもいいので、朝がおすすめ。順番は気にしすぎず心地いい方法で、15分以上おいてオイルを浸透させましょう。

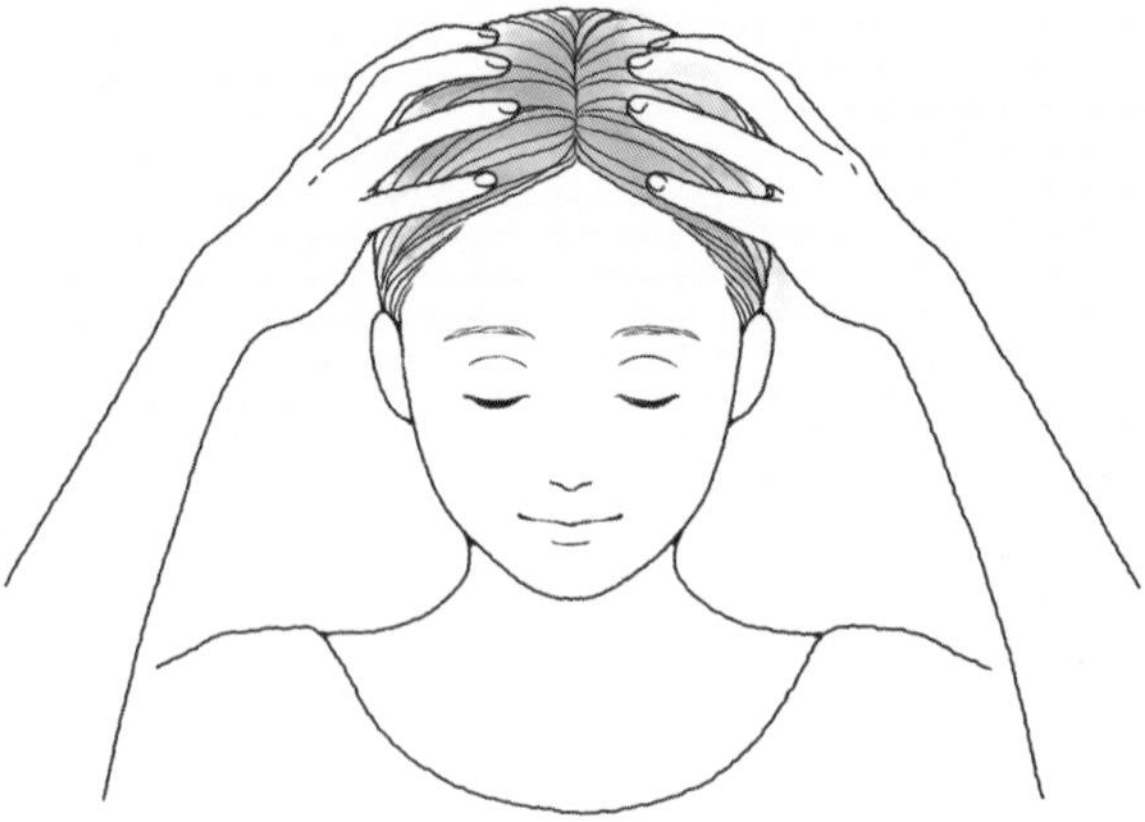

ヘッドマッサージの方法

大さじ1ほどのオイルを頭頂部にたらし、しばらく両手を重ねてリラックス。手のひらでゆっくり時計回りに押さえ、オイルをのばしながら指の腹でクルクルと、続いて上下にジグザグに横・前・後ろと頭皮全体をマッサージ。おでこは引き上げるように。さらに手のひらで押さえて全体をクルクルしたら、指を握って頭皮を引き上げて。最後に上からとかすように全体をなで、手のひらで押さえます。

ヴァータが乱れているときは

エネルギーがあちこちに向きやすいので、まず手のひらを密着させたら、上からなでるように流して一定のリズムでゆっくりと。

ピッタが乱れているときは

火が燃え上がるように、エネルギーのベクトルが上に向かった状態。やさしく穏やかに、上からなでおろすようにマッサージを。

カパが乱れているときは

下向きのエネルギーを上へリフトアップするようなマッサージや、髪を根元から握る、指の腹で軽やかにはじくなどで刺激して。

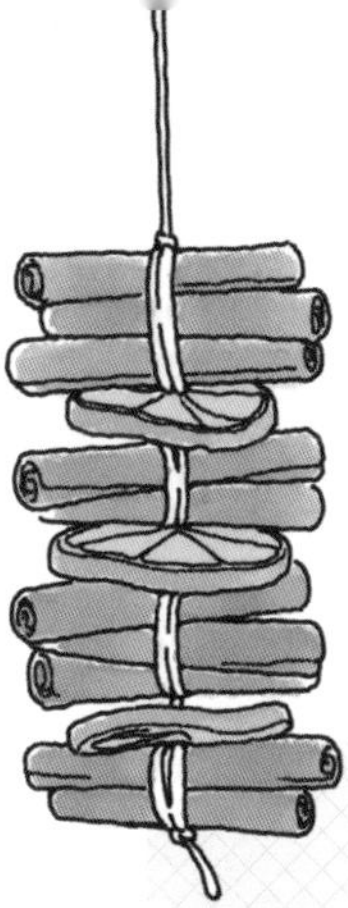

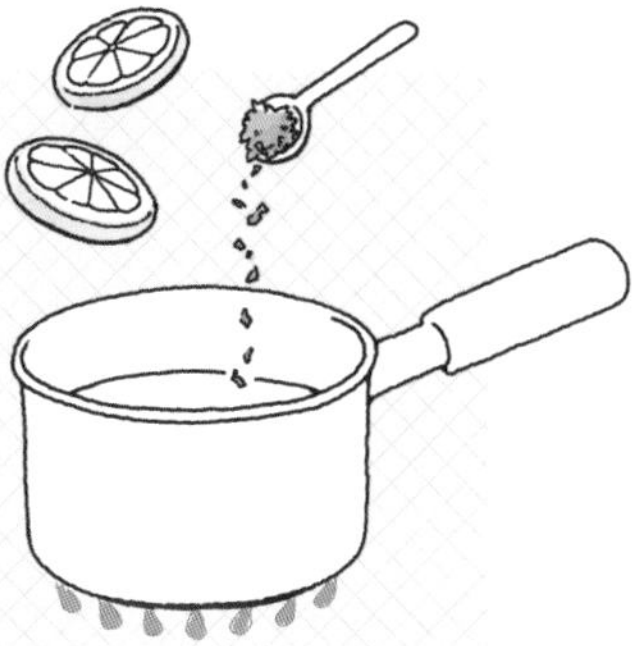

心と環境をすこやかに

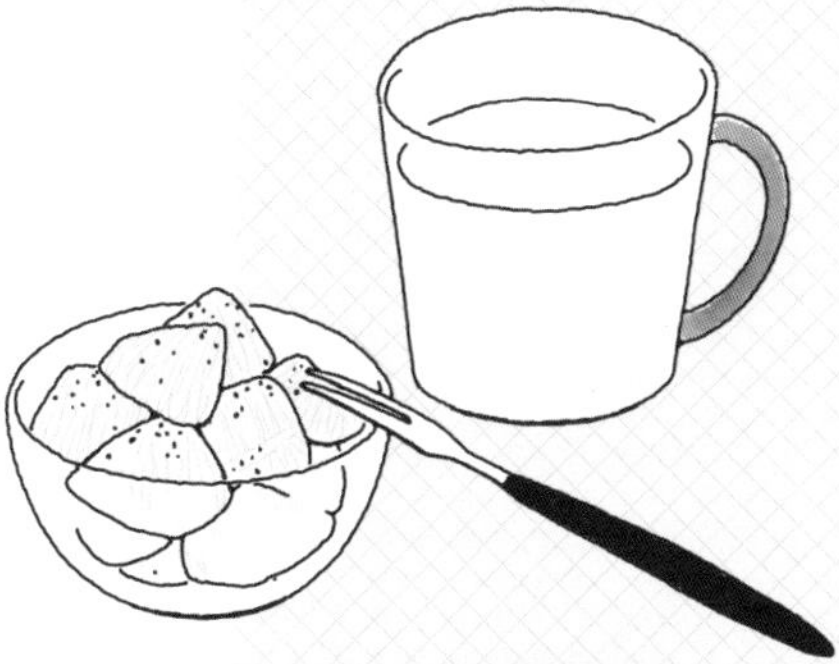

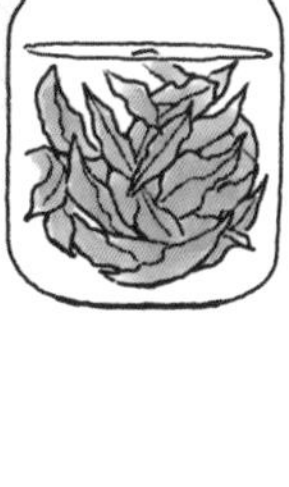

Chapter 3

自分を癒やすとっておきの時間と空間のエネルギーを大切に

アーユルヴェーダでは、心の健康に対しても食生活を重視します。しっかり消化して栄養を行き渡らせ、健康な体をつくるのはもちろん、体に入れる食べ物のエネルギーが心にダイレクトに影響すると考えるからです。

そのため食べ物の質や量だけでなく、どのように食べるか、つまり五感のすべてを満たす唯一の行為――料理と食事をとても大切にします。心身のコンディションに合わせて口に入れるものを選び、味、香り、食感、音、盛りつけなどを楽しみ、五感を満たす時間は、最高のセラピーともいえるのです。

そのためには仕事や家事からいったん離れて、食べることに意識を向けてみて。特にいまの自分の状態に合わせたスイーツを選び、少量をじっくり味わうティータイムは、日々の心をメンテナンスする絶好のタイミングです。

またアーユルヴェーダでは、季節だけでなく生活環境も心身の状態を左右するドーシャのエネルギーで成り立つとし、これらは密接につながっていると考えます。そのため体と心へダイレクトに影響を与える住まいの空間も、自分自身と同じように清潔に保つこと、浄化することを重視しています。

そのうえで大切にしたいのは、その空間でどう過ごしたいのか、どんな心でありたいかというイメージ。寝室なら体をゆるめリラックスできる明るさや香りを、仕事の場であれば集中できる空間に。体や心と同じように自然のエネルギーを感じられるアイテムとともに、居心地のいい空間に整えていきましょう。

1

心を整える

心の乱れを感じたときは、なるべく早く調整してリカバーするのが習慣になると楽に過ごせます。そこで自分の心と向き合うのに役立つのが、不調と対処法をセットで考えるアーユルヴェーダ的な視点です。たとえばヴァータの動き・不規則・乾燥といった性質が増えると、心も不安定に。これに対し、ゆっくり&規則正しく過ごす・うるおいを与えるなどで、心もヴァータ本来のいきいきした状態に戻せるのです。

ティータイムは心の微調整にとても適した時間。いまの心を観察して合うものをとり入れて。

ストレスをためない
アーユルヴェーダ的
1日の過ごし方

ドーシャのバランスは、1日の間で変化するもの。
自然のリズムに調和してエネルギーの流れに乗ると、
心も体ももっと楽に＆健康に過ごせるはず。

睡眠で新陳代謝を促す ピッタの時間帯

実は頭が活性化しやすい時間帯ですが、ここでのピッタ＝変換のエネルギーは細胞の新陳代謝に使うべきもの。質のいい睡眠で心身の疲れを癒やし、元気を回復させましょう。

眠りから目覚める ヴァータの時間帯

眠りから徐々に活動のエネルギーに切りかわるとき。心身が重く沈みがちなときも、ちょっとがんばってこの時間帯に起床してみると快活な気分になれる場合も。

心身を穏やかに整える カパの時間帯

ゆっくり穏やかで動きが少ない時間帯。その日の心身を安定させて健康的に過ごす準備の時間として、口腔ケアやヨガなどで自分とていねいに向き合うことに適します。

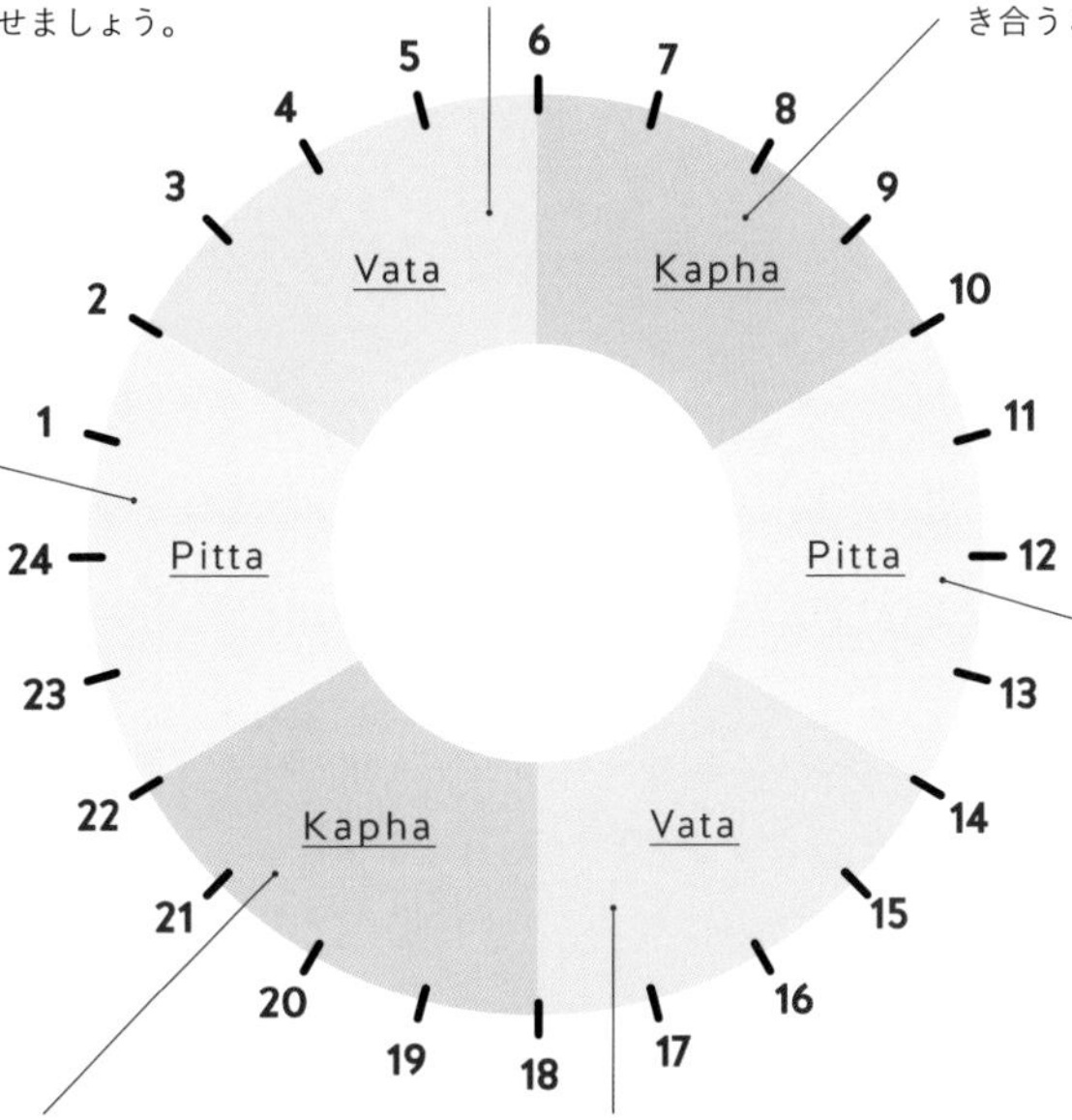

スローダウンする カパの時間帯

時間に追われず、暖かい色の照明とともにゆっくり過ごしたい時間帯。消化力は弱めなので、夕食は早めに＆量も控えめでゆっくり味わって。食後の散歩もおすすめです。

休憩で疲労を癒やす ヴァータの時間帯

1日の疲れが出てくる時間帯は、ティータイムの休憩をもうけて疲労の軽減を。いまの心身の状態に合わせたスイーツやティーで心を整えるのにも最適な時間です。

消化力・集中力が高まる ピッタの時間帯

最も消化力が高まる時間帯で、1日のメインになる食事をここでとると栄養の変換がスムーズに。集中力も高まるので、仕事や勉強のピークタイムにも向いています。

不安なとき

ヴァータが乱れて心が不安定な状態。
まずはゆっくり呼吸してリラックス時間をつくるほか、
静かに瞑想する、自然豊かな場所に行くなどもおすすめ。
食べ物やドリンクは、甘くしっとりして、心がホッと落ち着くものが◎です。

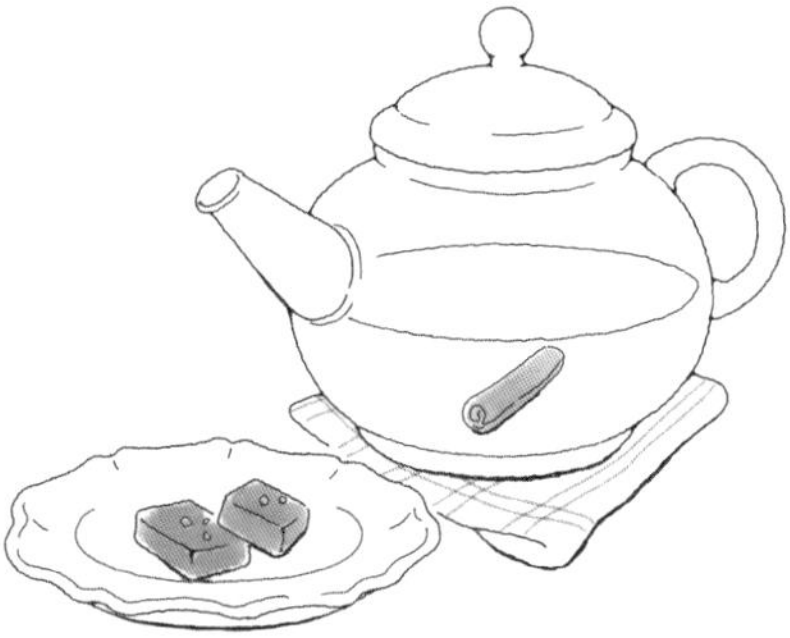

シナモンとミルクのキャラメル

しっとりクリーミーな甘さが、バランスをくずしたヴァータを整えます。

【材料＆作り方】

黒糖30ｇと水大さじ１をごく弱火でまぜ、ギー小さじ½も加えなじんだら、シナモンパウダー小さじ¼とコンデンスミルク100gを入れ、焦げないようねりまぜます。鍋のへりが固まり始めたらクッキングシートにのばし、あら熱がとれたら食べやすく切り、お好みで細かく砕いたピスタチオ、アーモンドなどをトッピング。やわらかい場合は冷凍庫で冷やし固め、切ってからナッツ類をまぶして作ります。

シナモンティー

「スパイスの女王」とも呼ばれ、やさしい甘さと豊かな香りでヴァータを整えるシナモン。血行を促進して体を温め、筋肉の緊張をほぐしながら心を落ち着かせます。心が安らぐ温かいお茶にして、お好みで甘みをプラスするのもヴァータ鎮静にはおすすめ。

【材料＆作り方】

シナモン ½ 本にお好みの量の熱湯を注ぎ、５分ほど蒸らしてから飲みましょう。

どんよりしているとき

カパの増加が大きな要因。
早起きや散歩などでアクティブに過ごすほか、
肩甲骨を動かしてカパがつかさどる胸を開くヨガやストレッチも効果的。
ティータイムはカパを軽減する苦みと渋み、辛みを味わうように意識して。

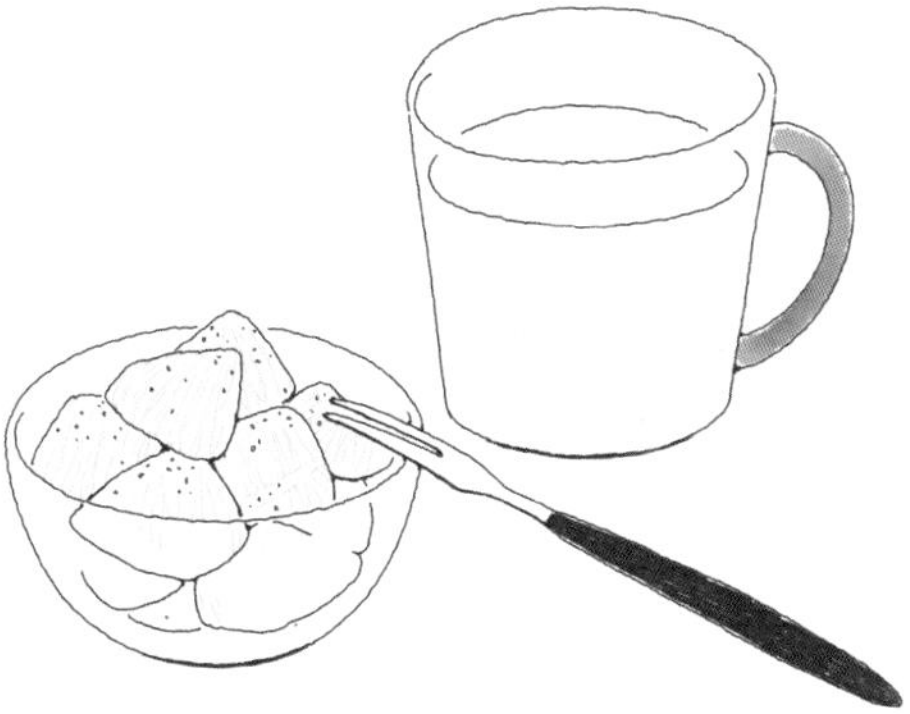

トリカトゥ グレープフルーツ

心身をシャキッとさせる苦みに生はちみつを加えて、カパの重さを軽減する果物のフレッシュスイーツです。常温で、食事時間にかからない3時のおやつなどで食べましょう。

【材料＆作り方】

グレープフルーツ（薄皮つきでもOK）½個分は一口大にカットし、生はちみつ小さじ1、トリカトゥ（p.43）少々を加えてマリネします。すぐ食べてOKですが、冷やすのはカパを増悪させるためNG。

赤とうがらし ジンジャーティー

強い辛みで熱を与えるとうがらしに、しょうがのピリッとした風味を加えたスパイシーなブレンドティー。カパが増えてどんより重だるくなった心身に、熱と刺激を与えてリフレッシュするのにぴったりのドリンクです。

【材料＆作り方】

しょうがの薄切り2～3枚、レモンの輪切り（皮つき）1枚、赤とうがらし少々に水300mℓを加え、5分ほど煮出します。お好みで甘みを加えても。

イライラしやすいとき

原因はピッタの増加。時間に余裕を持つ、「なんとかなる」と考えるなどでまず心を落ち着けましょう。甘くてやさしい味わいの飲み物や、ピッタをしずめる甘みや渋みが口の中で持続するキャンディーなどもおすすめです。

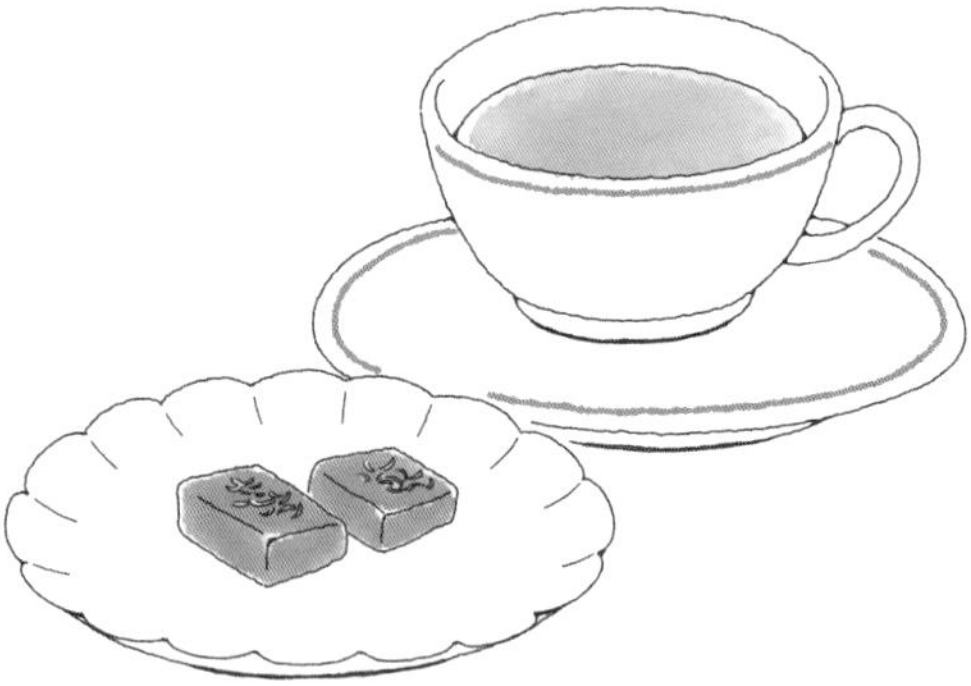

ココナッツキャラメル

過剰な熱をクールダウンするココナッツ。こっくりした甘みが心を落ち着かせてくれるキャラメルです。

【材料＆作り方】

ココナッツミルク50㎖、砂糖50g、カルダモンパウダー 小さじ¼、ギー小さじ１を鍋で焦げないようにごく弱火でねりまぜます。へらでまぜた跡がつくくらいのかたさになったらクッキングシートに広げ、あら熱がとれたら食べやすい大きさに切り（やわらかい場合は冷凍庫に入れ固まってから）、からいりしたココナッツファイン大さじ２をまぶして。

ローズとりんごのティー

ピッタの鎮静効果で知られるローズ。肌寒い時季は、温かいお茶にして飲むのがおすすめです。ローズの華やかな香りと、りんごの甘みと渋みがマッチしたおしゃれなテイストに。

【材料＆作り方】

ドライローズペタル小さじ１に熱湯100㎖を注ぎ、５分ほど蒸らしたらこしてローズティーに。鍋に入れてりんごジュース100㎖を加え、温めて飲みましょう。

不満がたまったとき

ピッタが増えるとつい批判的になって不満もかかえがち。ため込むとさらに増える悪循環から、怒りにもつながってしまいます。外に出て散歩する、ティータイムで気分を変えるなどで不満から離れ、早めの解消を心がけて。

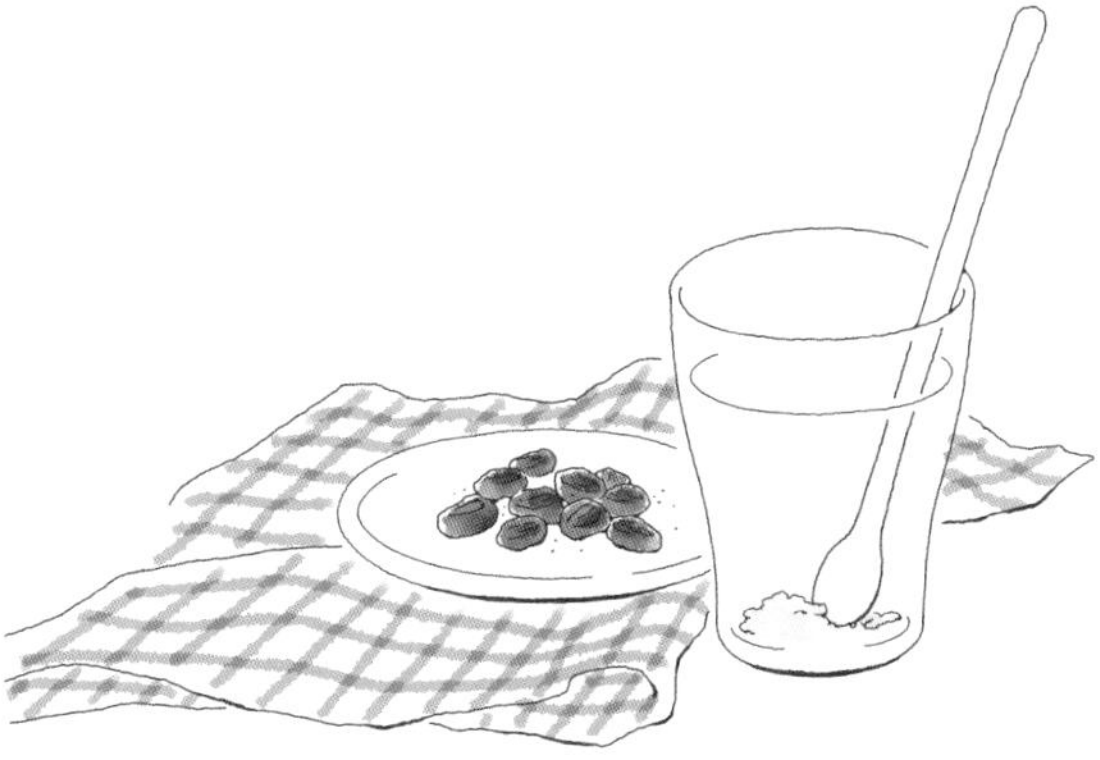

スパイスレーズン

ピッタの乱れを整えるドライレーズンに味をつけて、甘・塩・酸・辛・苦・渋の六味を楽しめるおやつ。散歩などで気分転換ができないときも、口の中で旅するような感覚に。

【材料＆作り方】

ドライレーズンにブラックペッパーとカルダモンパウダー各適量、塩少々をまぶしてなじませます。レーズンがかたい場合は、水につけてもどすと味がなじみやすくなります。

常温アロエレモンハニー

3つの素材はすべて体内を浄化し、心の余分な垢をリフレッシュしてくれます。特にアロエベラはピッタのバランスを整え、のぼせや美肌にも効果大。

【材料＆作り方】

レモン汁大さじ約1、生はちみつ小さじ2、アロエペースト小さじ約1（皮をむいたアロエベラ約1㎝を刻んだもの）、水200㎖をよくまぜ、ドリンクでどうぞ。

ものさみしいとき

大きな出来事があったわけではないのに、なんとなく悲しい気分が続くのはヴァータによる風のエネルギーが強すぎて不安定になり、心に行き詰まりを感じている状態。ヴァータを落ち着かせるケアで、停滞感を改善しましょう。

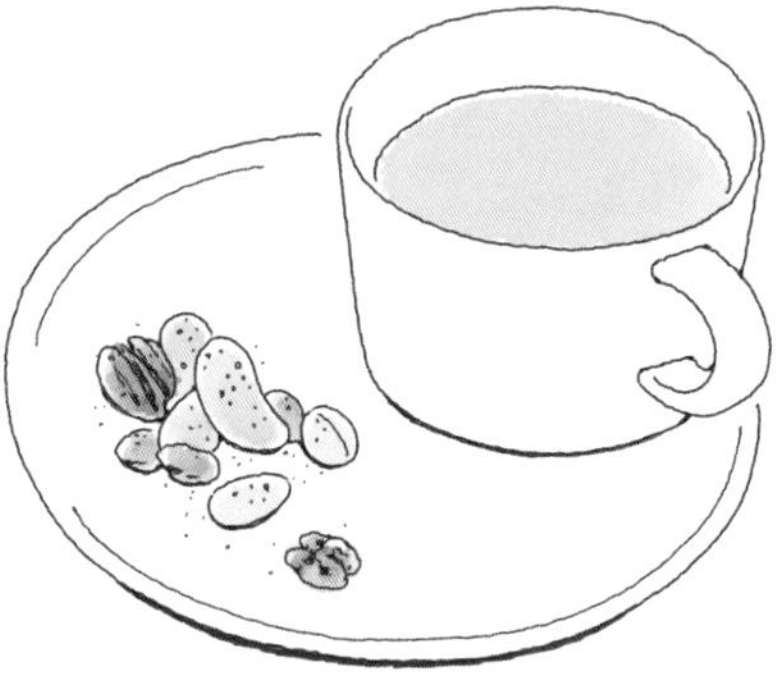

スイート スパイスナッツ

ヴァータを落ち着かせる要素に、心地いい音や感触のものにふれることがあります。カリッとした食感と歯ざわりが楽しめるナッツのおやつに、ヴァータを鎮静するスパイス類や甘みもプラスすると、その味わいが沈んだ心をやさしく落ち着かせてくれるはず。

【材料＆作り方】

フライパンにギー小さじ１を熱し、お好みのナッツ（生またはロースト）50gを炒めながら、カルダモンパウダー、シナモンパウダー各小さじ½、黒糖小さじ２をからめ、さらに炒めて。

デーツイチジクミルク

甘くてやさしい味がヴァータを整え、心も温かくホッと落ち着かせてくれるドリンクです。イチジクのプチプチした食感もぜひ楽しんで。シナモンスティックでまぜたり、シナモンパウダーを振りかけたりしてもおいしく、ヴァータの鎮静にもおすすめです。

【材料＆作り方】

デーツ１個は種をとり、ドライイチジク１個とともに水に15分ほどつけてやわらかくします。水けをきってお好みのミルク180㎖を加え、ミキサーでかくはんしたら鍋で温めましょう。

集中したいとき

ヴァータが増えると、あちこちに意識が飛んで注意力も散漫に。
その一方、頭をどーんと重く感じる場合はカパが増え、動きが鈍くなっていることも。
集中力を高めるハーブやスパイスでシャキッとさせましょう。

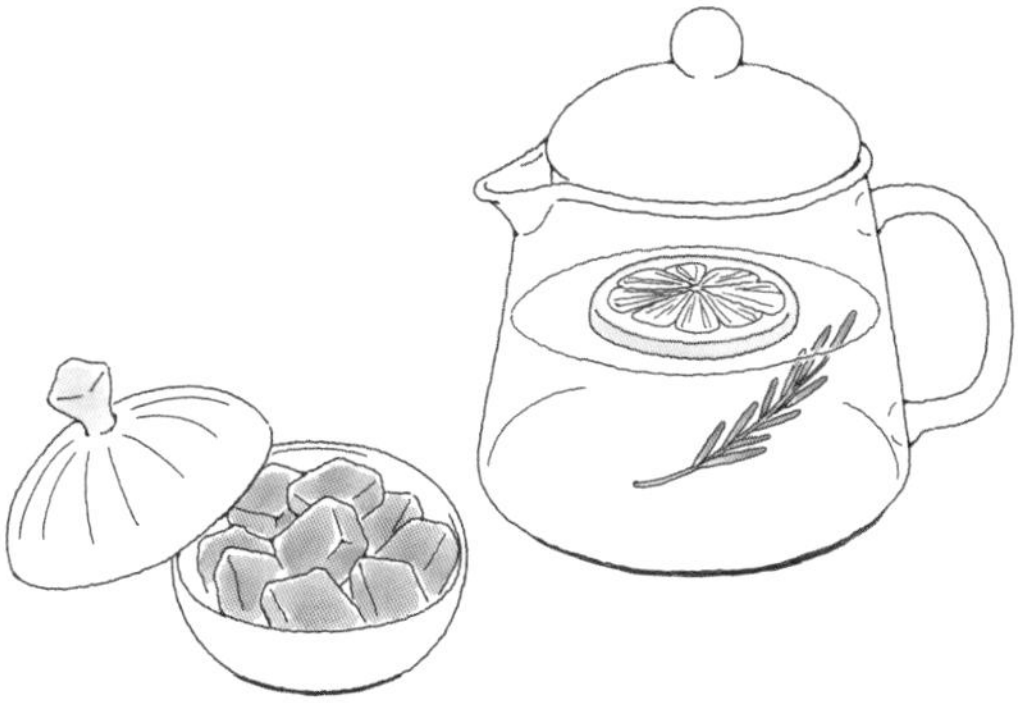

ハーブキャンディー

ミントやレモングラスは、清涼感のある香りとスーッとする味が気分をリフレッシュ。ブラックペッパーの刺激も加え、頭を目覚めさせましょう。

【材料＆作り方】

ドライハーブ（ミント、レモングラスなど）大さじ1を水100㎖で5分ほど煮出し、量が半分くらいになったらこします。砂糖80g、ブラックペッパー少々、メープルシロップ20g、レモン汁大さじ1を加え、まぜながら弱火でどろっとするまで加熱。クッキングシートに広げ、あら熱がとれたら食べやすくカットして。

ローズマリーレモンティー

爽やかな香りと味わいで心をシャキッとさせるローズマリー。ヴァータとカパをともに鎮静させ、整えてくれる働きもあります。酸味がヴァータを整えるレモンは、無農薬であればぜひ皮つきに。その苦みが、カパによる重さや鈍さを同時にしずめます。

【材料＆作り方】

ローズマリーはフレッシュなら10㎝ほど、 ドライなら小さじ1に熱湯200㎖を注ぎ、レモンスライス1～2枚を加えて5分ほど蒸らしてこしましょう。

2

家を整える

アーユルヴェーダでは、私たち人間ひとりひとりを宇宙の縮図と考え、自然界のあらゆる物質とエネルギーが相互に影響し合うといいます。そのため、自分の身を置く環境は心身に大きな影響を与え、いつも清潔で過ごしやすいように整えておくのはとても重要なことなのです。

こうした考えにもとづけば、体の中へとり入れる食べ物と同様に、家を整えるアイテムも環境に負担のないナチュラルなものを選びたいもの。自分の体を大切にするのと同じように、家や身の回りの環境を整えていきましょう。

ふき掃除に

ミントとレモンのスプレー

アルコールを避けたいフローリングにも使える、爽やかな香りの抗菌・消臭スプレーです。ドライミント大さじ1（ティーバッグ1個分）、レモンスライス2～3枚を水３００㎖で10分ほど煮出し、こしたらボトルに移して。※普段から出がらしのティーバッグをとっておくと、キッチンや食器の油汚れ落としにも重宝しますよ。

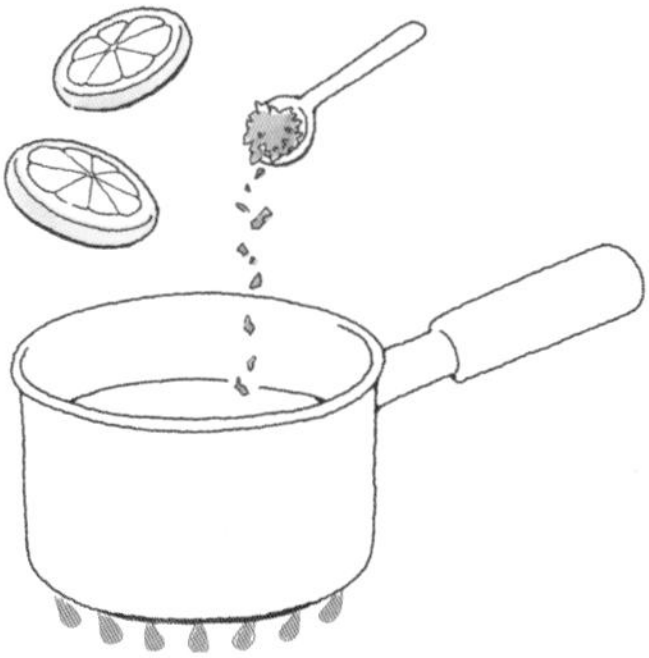

ローズマリーチンキのスプレー

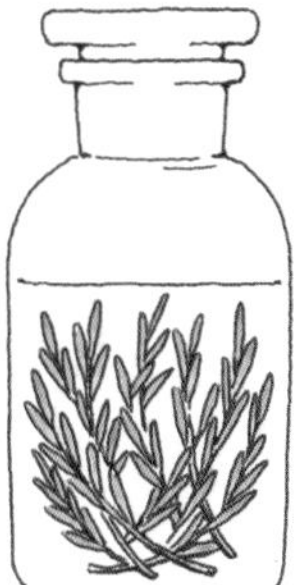

シネオールなどの抗菌・抗真菌成分を抽出して、油汚れもすっと落とせるスプレー液。びんにローズマリーの生葉を入れてアルコールをひたひたに注ぎ、3日以上おくと色鮮やかなグリーンに。ときどきまぜれば原液は数年使えます。お掃除には小さじ2を精製水１００㎖で薄めて使いましょう。

みかんの皮のスプレー

かんきつ類に含まれるリモネンなどの精油成分は、ガスコンロなどの油汚れに最適です（※ワックスがけした部分は避けて）。乾燥させてストックしたみかんの皮に水をひたひたに加え、15分ほど煮込んでこしたらスプレーボトルへ。

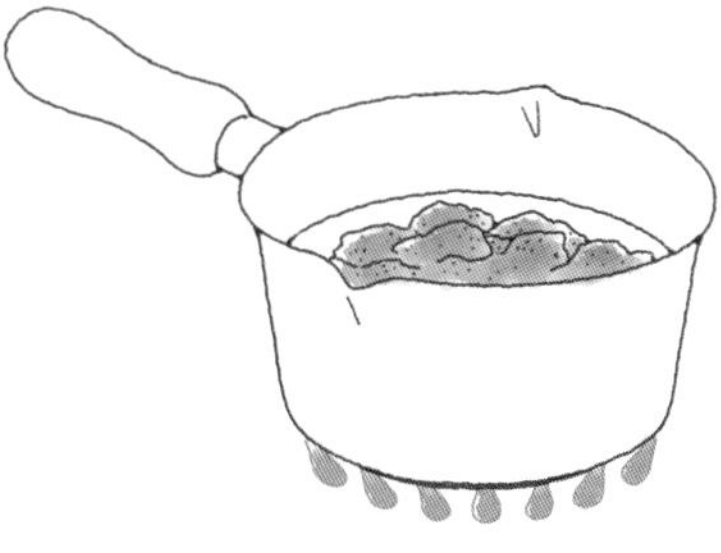

細かい場所の掃除に

ハーブビネガーのキッチンスプレー

ローズマリーやセージ、レモングラスやタイムなど、お好みのハーブを合わせてキッチンや冷蔵庫のお掃除に。お料理にも重宝します。びんに入れてお酢をひたひたに注いで1週間以上漬け、油汚れには水で3倍ほどに薄めて使用。

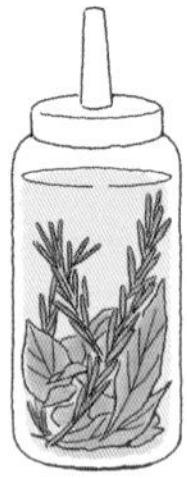

レモングラスほうき

夏が終わって成長しすぎたレモングラスは、冬前に刈りとってほうきに有効活用できます。太い茎のほうから束ねて、先端部分をそろえてカット。テーブルの上などをささっと掃除しながら、お部屋に広がる芳香も楽しめます。

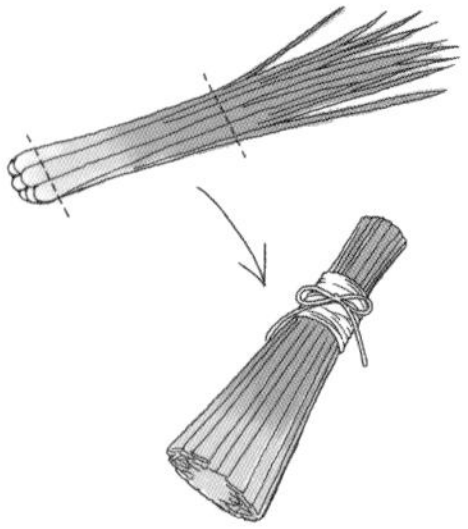

食器洗いに

へちまたわし

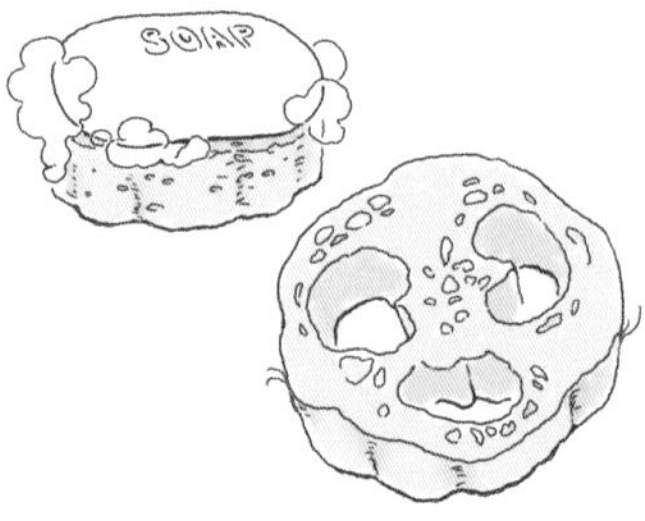

緑のカーテンとして栽培にもおすすめのへちま。洗浄成分のサポニンを含み、昔ながらのたわしは軽い油汚れも洗剤なしで落とせます。生のへちまは両端に串で穴をあけ、水に1〜2週間つけたら、手で皮をむき、どろっととけた実や種をもんで、残った繊維の部分を好きなサイズにカットして。

クローゼットや靴箱に

ラベンダーのサシェ

ラベンダーのリナロール、ローズマリーやレモングラスなどの芳香成分は虫よけの忌避作用でも知られます。ドライハーブの香り袋・サシェを作ってタンスや引き出しに入れ、大切な衣類を保管しておきましょう。袋は手軽なお茶パックでも代用ＯＫです。

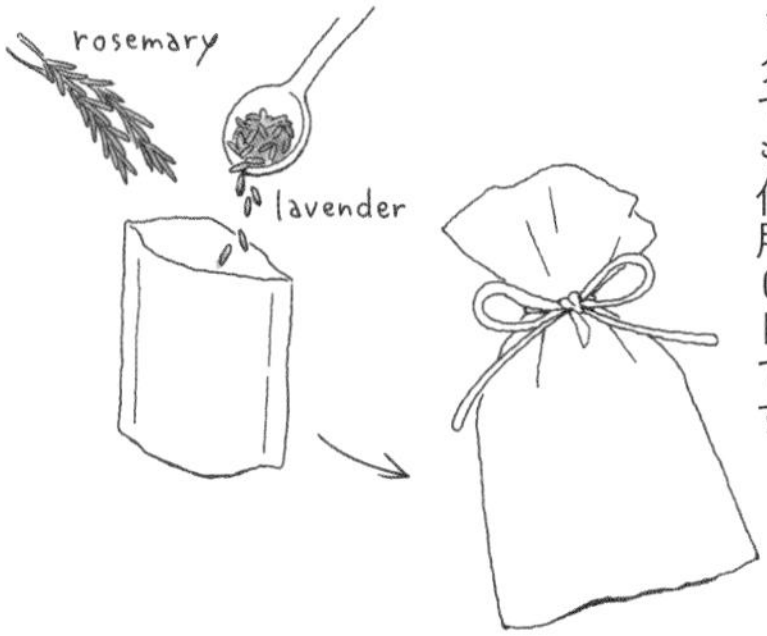

紅茶とドライローズのハーブボール

実はすぐれた消臭作用を持つ紅茶の茶葉。華やかに香るドライローズをお好みの割合でブレンドし、正方形の布に置いて四隅をキュッとしばって玄関用のハーブボールを作りましょう。靴やブーツの中に入れておくと、そのにおい消し効果に驚くはず。

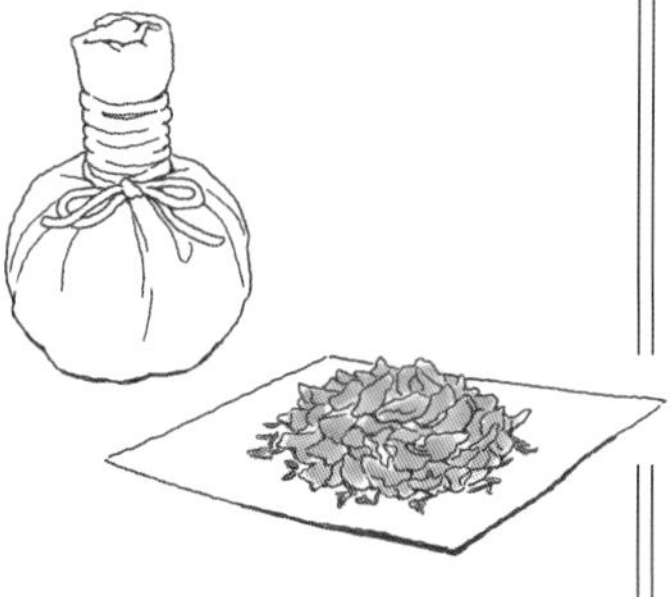

重曹とスパイスの除湿剤

ローズマリーやシナモン、カルダモン、クローブ、スターアニスなど抗菌作用を持つスパイスや、ドライのハーブやレモンを除湿・消臭効果の高い重曹にまぜて。季節に合わせたアレンジは飾ってもかわいく、トイレに置いても◎。

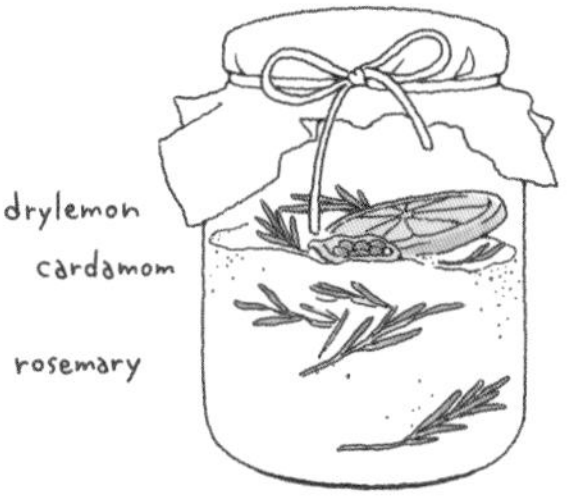

虫よけに

クローブチンキ

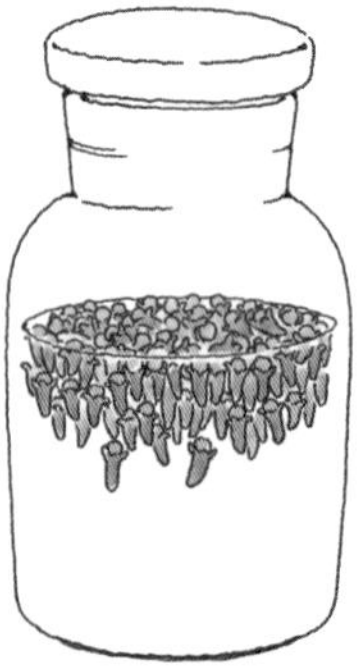

強力な抗菌&防虫効果を持つクローブ。びんの⅓の高さまで入れ、無水エタノールを⅔まで注いで毎日振りながら3日以上おき、原液を部屋の四隅にスプレーするとゴキブリを寄せつけません。10倍の薄め液は、水回りの掃除などにも便利に使えます。

ニーム虫よけスプレー

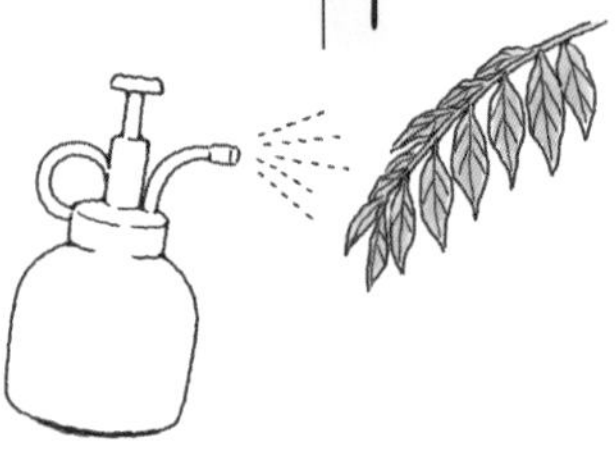

強い苦みによる殺菌・抗菌力で、インドでは化粧品や口腔ケア用品にも配合されることの多いニーム。パウダー小さじ1を水３００㎖で15分ほどごく弱火で煮出し、コーヒーフィルターでこしたら水で10倍に薄めてスプレーボトルへ。ハーブについたやっかいなアブラムシに直接吹きかけると、すぐに退治できますよ。

虫よけシナモンスティック

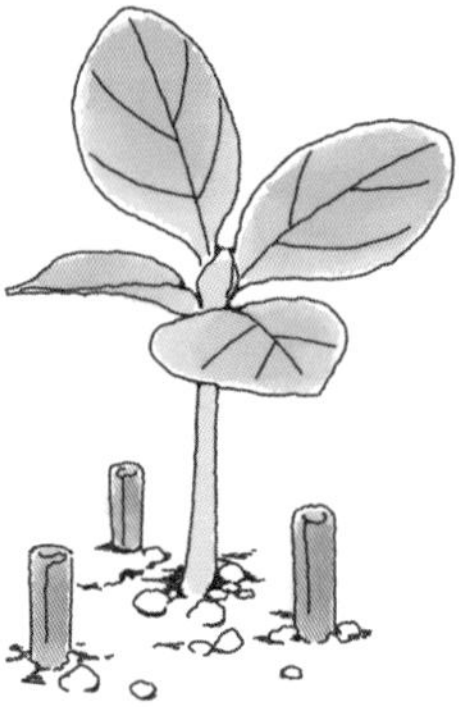

クローブと同じオイゲノールという忌避成分が含まれ、実は虫よけとしても効果の高いシナモン。庭や植木鉢のハーブを囲むようにスティックを土に刺しておくと、いやな害虫を寄せつけません。アリよけにもおすすめです。

空間を楽しむ

リビングにキッチンガーデンを

生葉では手に入りにくいハーブを、実用と観賞用を兼ねて室内に。特に見た目も華やかなカレーリーフはドライより格段に香り高く、カレーや炒め物の風味を格上げしながら消化力も整えます。クマーリ（少女・処女）とも呼ばれるアロエベラは、若返り効果も期待できる女性の強い味方。胃腸や婦人科系、肌のトラブルなどさまざまなシーンで重宝します。ギザギザした葉がかわいいニームは最近、日本のホームセンターでも見かけるように。テラスや窓の近くに置くと、虫よけにも役立ちます。

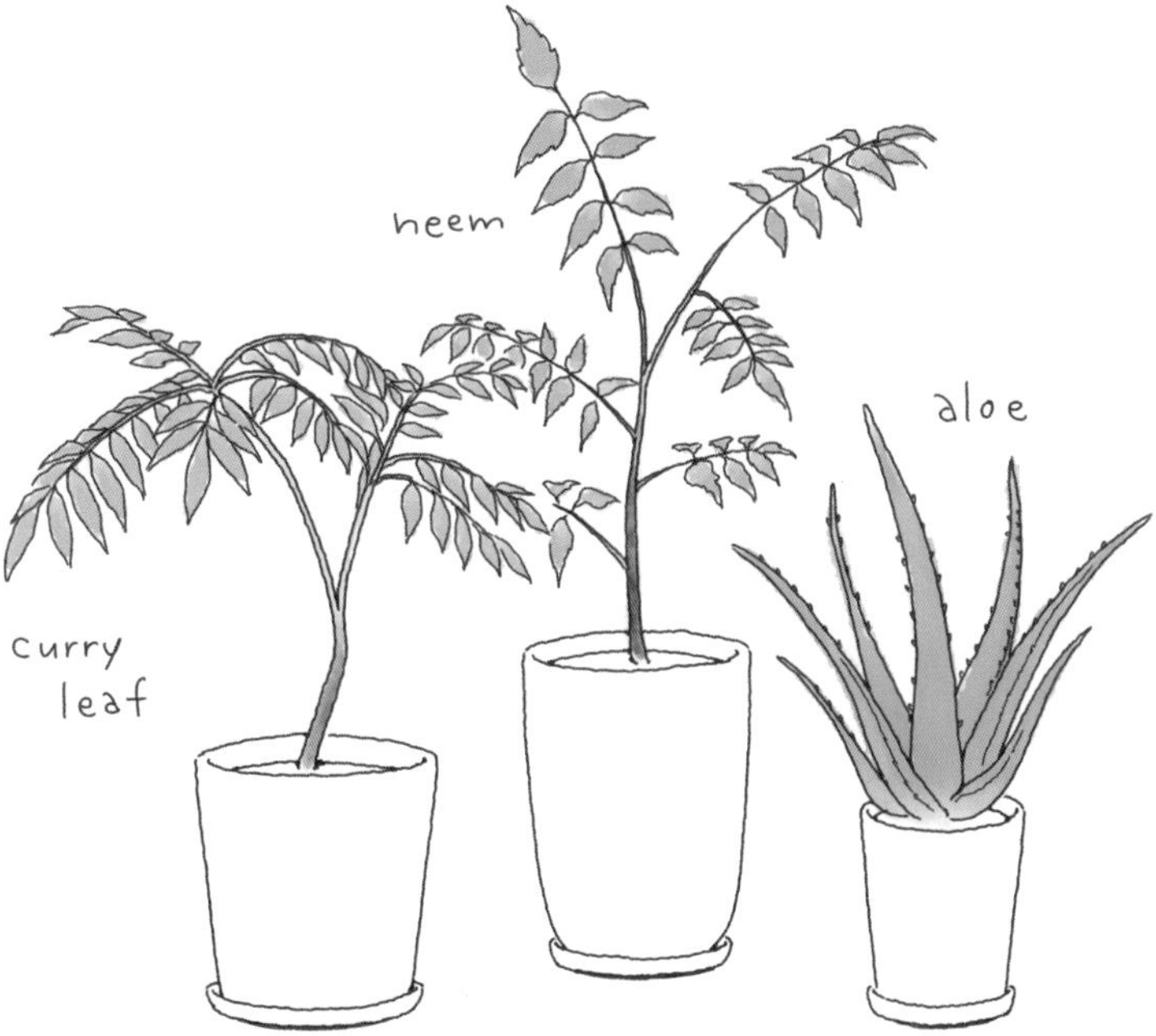

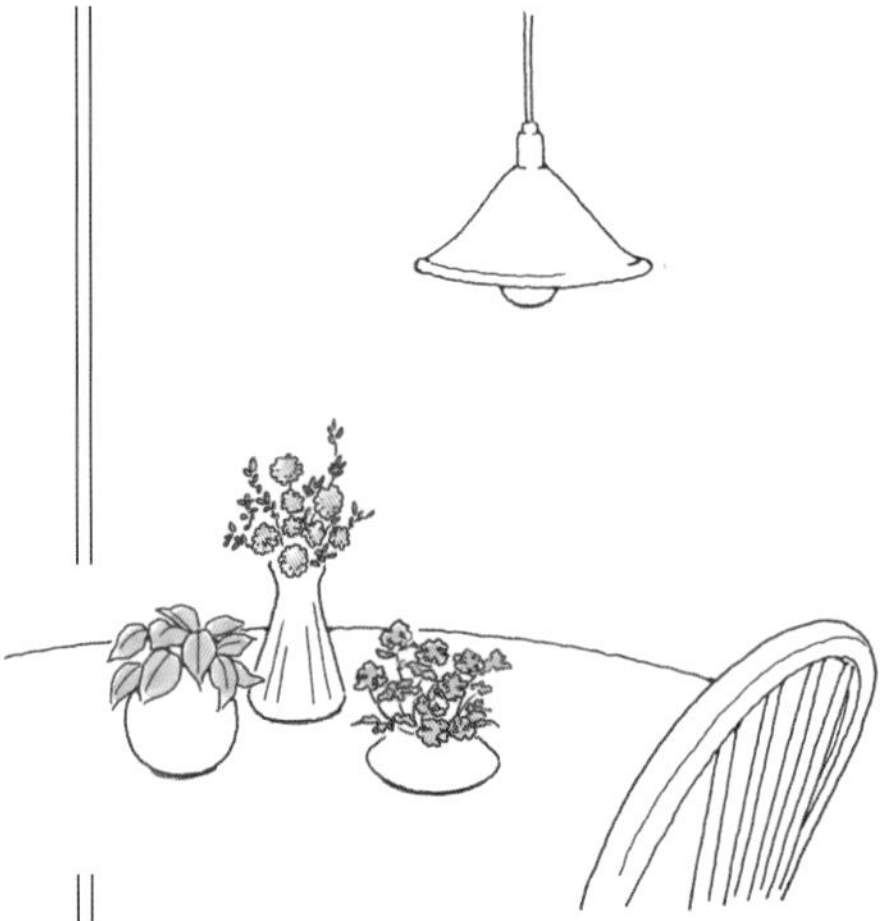

ハーブブーケを食卓に

ハーブが元気な時季は、目で見て香って、食べて楽しめるフレッシュな葉をグラスに飾って食卓に。手に入りやすいお好みの種類なら何でも、特にミントやレモンバームは育てやすく、暑い季節に増えやすいピッタも鎮静します。

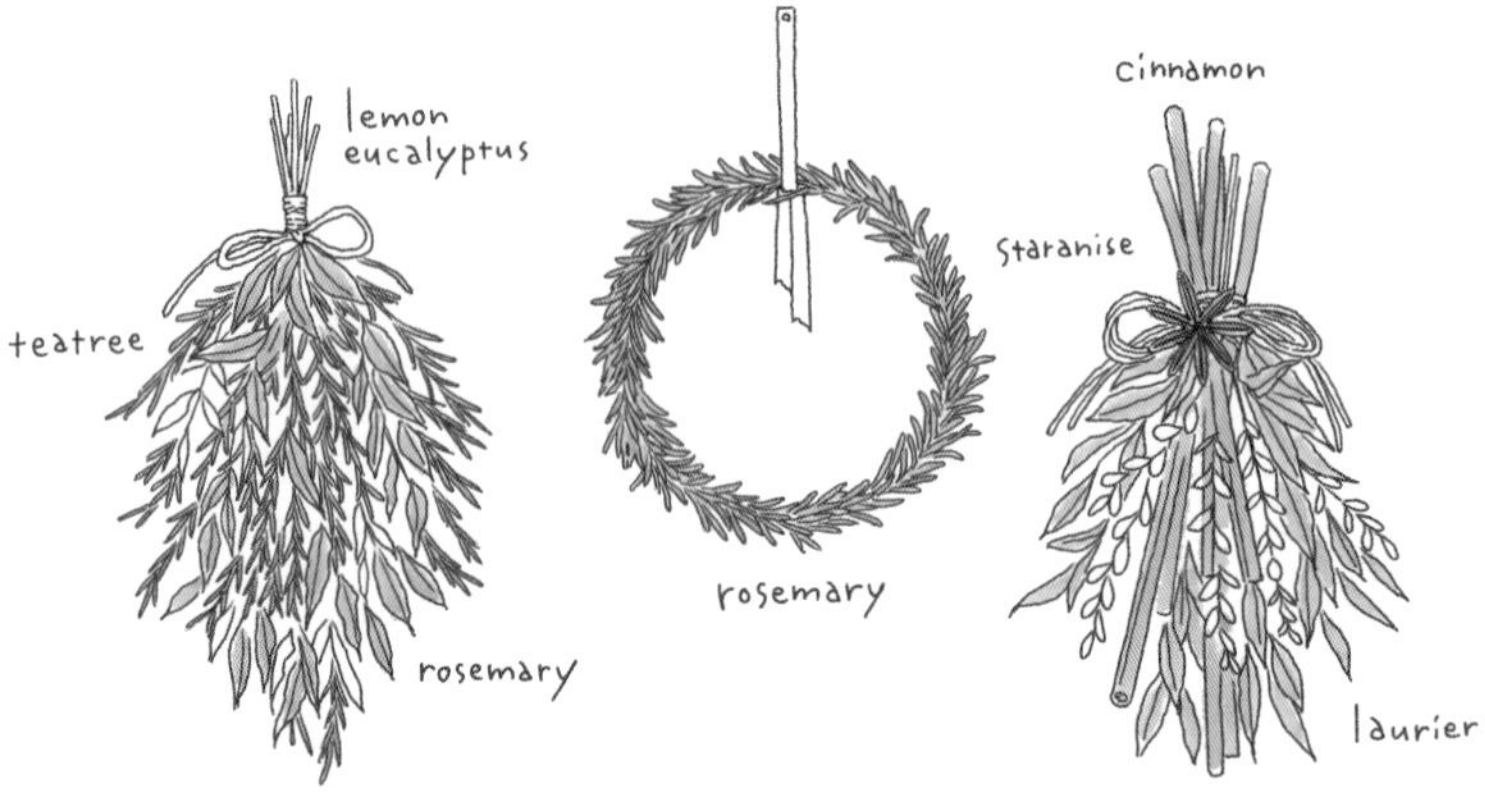

季節の簡単スワッグ＆リース作り

身近なハーブを束ねて、季節のスワッグを手作り。カパの影響で重だるさの出やすい春は、レモンユーカリやティーツリーなどの刺激的な香りで心身を軽やかに。初夏は、心を落ち着かせるラベンダーの季節。日が短く心が沈みやすい時季は、気力や活力を高めるローズマリーを。鮮やかな色味にもパワーをもらえます。ヴァータの鎮静には、ほんのり甘い爽やかな香りのローリエ、甘くスパイシーに香るシナモンやスターアニスなどのスパイスを合わせても素敵。

空間を浄める

シナモンの厄よけモビール

古代では病気＝魔や邪としてとらえられ、高い抗菌作用を持つスパイスが魔よけや儀式などにも用いられてきました。お部屋にも、シナモンスティックの中央をひもで結んでつなげたモビールをつり下げてみて。スパイスの芳香がふわっと広がり、虫よけ効果も期待できます。

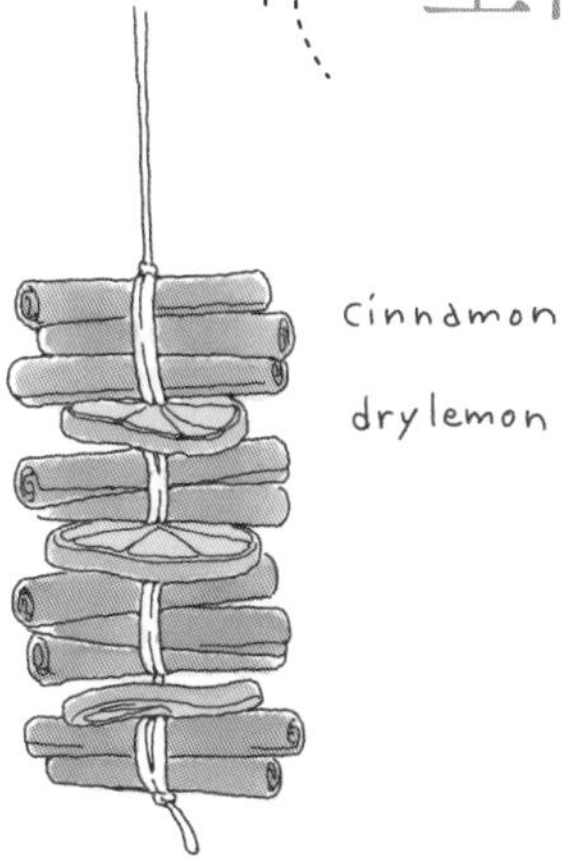

浄化スプレー

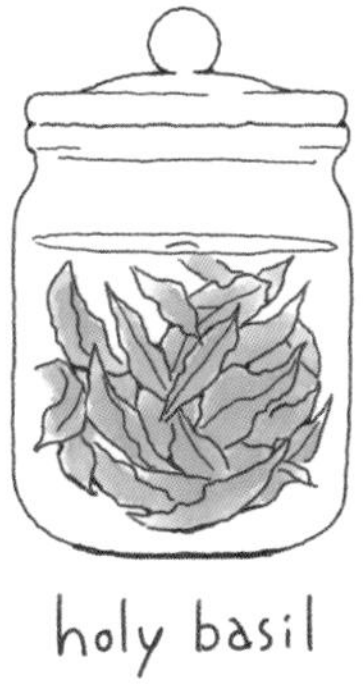

古代から神聖な植物として重用されるホーリーバジルやホワイトセージは、お部屋の浄化にも最適。煮沸消毒したびんでアルコール度数40％くらいのウォッカに漬け、ハーブが液体から出ないように2～3週間ほどおいたらこします。精製水で7倍くらいに薄めてからスプレーしましょう。

ローズマリーの浄化スワッグ

集中力を高めたいときは、ヴァータやカパを整えるハーブ・ローズマリーの束をデスクに置いてみて。すっと清涼感のある香りとともにそのエネルギーにふれることで、ヴァータが乱れて思考があちこち飛んだり、カパが増えて快活さが失われた状態をしずめて、やる気をアップしてくれます。

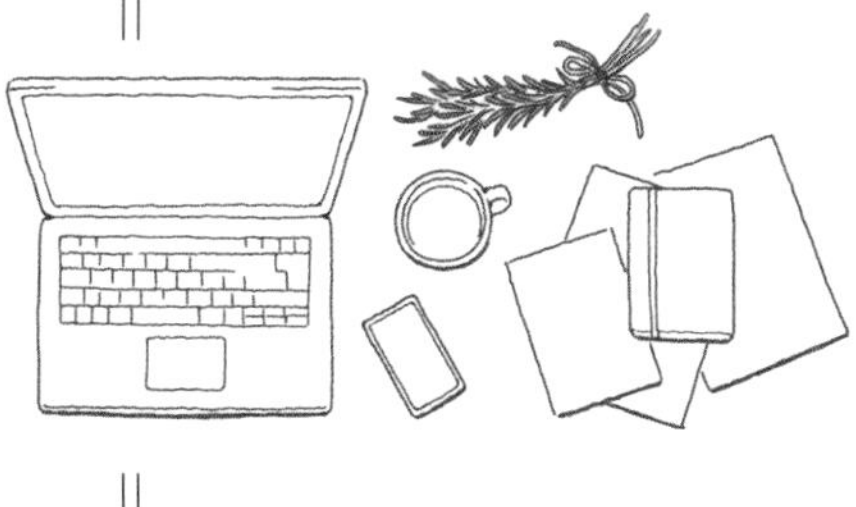

おわりに

台所薬局の数あるアイテムが、絵本のようにまとまっていたら。

もっと気軽にワクワクしながらスパイスやハーブと仲よくなれそう。

もっと気軽に試して、その効果を多くの人に実感していただけそう。

そんな思いが書籍として形になったこと、とてもうれしく思います。

まず香りをかいで、口の中に入れて変化を味わってみる。料理に少し加えてみる。なんとなく不調があるときに試してみる……。

こんなふうに楽しみながらスパイスやハーブをとり入れると、自分との上手な向き合い方も見えてきます。心身のさまざまな不調も整って、心が満たされやすくなるのを感じられます。この本では、そんな日常のシーンでさまざまに生かせる方法をご紹介しました。

かわいくてわかりやすいイラストを描いてくださった山本あゆみさん、書籍の製作にかかわってくださったスタッフの皆さま、そして『アーユルヴェーダの心地いい暮らし』に引き続き、ご尽力くださいましたオカモトノブコさん、本当に本当にありがとうございます。

自然の恵みをいただきながら心身を整え、自分本来の力をとり戻すヒントとして、ぜひこの本を活用してみてくださいね。

ブラフ弥生

台所薬局のための
Shop List

N.HARVEST
http://www.nharvestorganic.com/

良質なオーガニックスパイス、ドライフルーツ、茶葉などがそろいます。オリジナルのブレンドスパイスもあり、「有機ターメリック・ラテスパイス」はかなり美味。

アンビカショップ
https://shop.ambikajapan.com/

スパイス類、バスマティライス、豆などのインド食材が充実。実店舗は、さながらインド旅行の気分を味わえます。

しまのだいち
https://shimanodaichi.info/

伊豆大島の自社農園で無農薬栽培をしたハーブを製品化。ホーリーバジルのハーブティーは、日本人の口に合うオオヤトゥルシー種で飲みやすいです。ゴツコラ（ツボクサ）を使ったコスメも。

ヘナ日和
http://indian-h.shop-pro.jp

良質のヘナやアムラパウダーが充実。シャンプーに最適なハーブパウダーミックス「IPMハーバルブレンド」も取り扱っています。

enherb（エンハーブ）
https://www.enherb.jp/

メディカルハーブ専門店。生育環境にもこだわった高品質のハーブ。シャタバリやローズ、カモミールなどを愛用しています。

もだま工房
https://tubokusa.com

沖縄・石垣島のすばらしい環境で育つ、アーユルヴェーダの国産ハーブが手に入ります。ゴツコラ（ツボクサ）、トゥルシー、シャタバリなど。

MOONSOAP
https://www.moonsoap.com

昔ながらの水車を使った圧搾方法で作られる良質なセサミオイル。アーユルヴェーダ理論にもとづく3タイプ別の石けん「ヨギソープ」もあり。

La table verte（ラ・ターブルベール）
https://www.la-table-vert.com/

北海道の養蜂ハーブガーデン。アーユルヴェーダの教典にもとづいて研究を重ねた生はちみつ「Jayanand madhu」もあります。

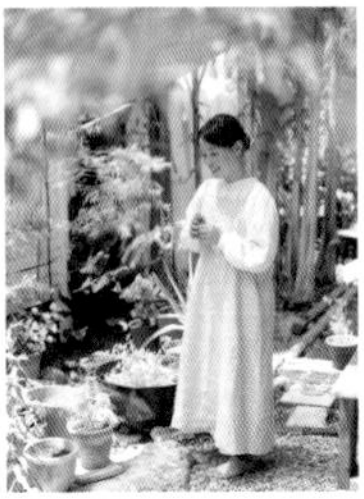

ブラフ弥生（ブラフヤヨイ）

Herbal Ayurveda Academy主宰
1973年生まれ。出産後の不調を整えるボディーワークをさまざまに試す中でヨガに惹かれる。インストラクターとして活動しながら大学院でインド哲学の学びを深めるうち、自然と調和した生き方を実践するアーユルヴェーダの知恵と出合う。2010年、南インドにてセラピー技術を習得し、以後、連続して渡印。翌年にはヨガスタジオ＆アーユルヴェーダサロンを開業。現在はHerbal Ayurveda Academy代表として、アーユルヴェーダ講座、セラピスト養成にたずさわるほか、実践型プログラム『クラシツクル』などで、毎日の暮らしに密着したアーユルヴェーダの魅力を伝えている。著書に『アーユルヴェーダの心地いい暮らし』（主婦の友社）。

https://ayurveda-ganesha.jp/

スタッフ

ブックデザイン
細山田光宣、奥山志乃
（細山田デザイン）
イラスト
山本あゆみ
取材・文
オカモトノブコ
DTP
蛭田典子、松田修尚
（主婦の友社）
編集担当
野崎さゆり（主婦の友社）

＜参考文献＞
Simmons M, Howes MJ & Irving J（2016）. The Gardener's Companion to Medicinal Plants
Frawley D & Vasant L（2001）. The Yoga of Herbs

台所薬局《だいどころやっきょく》　スパイス&ハーブで心《こころ》と体《からだ》をセルフケア

2024年4月30日　第1刷発行

著者　ブラフ弥生《やよい》
発行者　平野健一
発行所　株式会社主婦の友社
〒141-0021 東京都品川区上大崎3丁目1－1
目黒セントラルスクエア
電話 03-5280-7537（内容・不良品等のお問い合わせ）
049-259-1236（販売）
印刷所　大日本印刷株式会社

　ISBN 978-4-07-456438-5

■本のご注文は、お近くの書店または主婦の友社コールセンター（電話0120-916-892）まで。
※お問い合わせ受付時間　月～金（祝日を除く）10：00～16：00
＊個人のお客さまからのよくある質問のご案内　https://shufunotomo.co.jp/faq/